実践力を養う
母性看護技術

大井伸子・江幡芳枝・小原ルリ子 著

ふくろう出版

はじめに

　このテキストは，母性看護学実習および女性自身の健康管理に必要な基礎技術の手引き書である。母性看護学の目的は心身共に健康な女性の育成と母性看護に必要な専門的知識・技術の修得にある。看護学生は将来，より質の高い看護の提供者として期待されている。また，看護学生の多くは女性であるが，ひとりの女性としても母性機能を健全に発達していくことが望まれる。このテキストは，学生である皆さんが母性看護学の学習を深めると同時に，皆さん自身の健康管理にも役立てて欲しいという願いをもって書かれている。また，看護は実践の科学であるが，母性看護学の講義や実習時間は昔と比べて短縮されているのが現状である。従って，学生の皆さんは十分な予習・復習をして学習に臨むことが求められる。本書は学生の皆さんが容易に専門的技術の自己学習に取り組めるように配慮して書かれているので，ぜひ，学内演習や実習の場でのサブテキストとして役立たせて欲しいと願っている。このような趣旨をもって書かれた本書には以下のような特徴がある。

1．女性としての体や性周期を客観的に把握し，健康管理が実践できるように，BBT（基礎体温）と月経周期・分泌物・自覚症等の観察法とその意味について詳しく述べている。また，多くの女性が月経前後に感じる困難症や随伴症状の緩和法についても解説しているので日常生活に活用できる。
2．できるかぎり目で見て分かるように，なるべく平易な文章で記述し，イラストを多く取り入れてある。イラストは写真では表現できない部分についても説明を加えることができるので，写真とは異なるよさを感じて頂けると思う。
3．学内演習や実習において自己学習ができるように，項目毎に目的，準備，方法，留意点，学内学習，学習課題について述べている。グループで，また個人での自己学習が容易に進められる。

　尚，イラストの大部分は岡山大学医療技術短期大学部看護学科5期生の篠原理恵さんが，「看護職の先輩から後輩へ」ということで書いて下さったものである。この場をかりて心よりお礼を申し上げたい。また，ふくろう出版の亀山裕幸氏に深く感謝致します。

2018年6月　　　　　　　　　　　　　　　　　　　　　　　　　著者一同

目　　次

はじめに

第1章　妊　娠　期
Ⅰ．診察介助法 …………………………………………………………………… 3
　　A．外診 ……………………………………………………………………… 3
　　B．内診の介助 …………………………………………………………… 10
　　C．骨盤計測法 …………………………………………………………… 12
　　D．ノンストレステスト（NST） ……………………………………… 17
Ⅱ．妊産婦体操 ………………………………………………………………… 20
Ⅲ．衣類作製 …………………………………………………………………… 31
Ⅳ．腹帯の巻き方 ……………………………………………………………… 34

第2章　分　娩　期
Ⅰ．分娩時の姿勢（体位） …………………………………………………… 39
Ⅱ．分娩時の補助動作・ラマーズ法 ………………………………………… 43
Ⅲ．胎盤の検査と計測法 ……………………………………………………… 53
Ⅳ．悪露交換 …………………………………………………………………… 56

第3章　産　褥　期
Ⅰ．乳房ケア …………………………………………………………………… 61
Ⅱ．産褥体操 …………………………………………………………………… 76

第4章　新生児期
Ⅰ．新生児の諸計測 …………………………………………………………… 85
Ⅱ．新生児の扱い方 …………………………………………………………… 91
　　1）抱き方 ………………………………………………………………… 91
　　2）寝かせ方 ……………………………………………………………… 92
　　3）衣類の着脱法 ………………………………………………………… 93
　　4）おむつの当て方 ……………………………………………………… 94
　　5）授乳 …………………………………………………………………… 96
Ⅲ．新生児の身体の清潔－沐浴法・清拭法 ……………………………… 102
　　沐浴法 …………………………………………………………………… 102
　　清拭法 …………………………………………………………………… 107

第5章　そ　の　他
Ⅰ．マンスリービクス・ビディグ体操 …………………………………… 111
Ⅱ．受胎調節 ………………………………………………………………… 121
Ⅲ．妊娠期に活かすツボ療法 ……………………………………………… 131

主な引用・参考文献 ………………………………………………………… 135

第 1 章

妊 娠 期

Ⅰ 診察介助法

A. 外　診

〔レオポルド触診法〕

1. **目　的**
   胎児数・胎位・胎向・胎勢を知り，妊産婦の経過観察や看護を適切に行う。

2. **目　標**
   1）診察の目的を理解して，適切な介助ができる。
   2）診察法がわかり，手順よく介助ができる。
   3）妊産婦の気持ちを配慮して効果的な介助ができる。

3. **必要物品**
   診察トレイ（巻尺他），バスタオル，手指消毒剤

4. **準　備**
   - 妊婦に診察について説明し，準備を促す。
   - 爪を短く切りヤスリをかけ滑らかにする。
   - 手を洗い手指消毒を行い，手が冷たくないか確認する。
   - 妊婦は排尿を済ませて，ベッド上に仰臥位とし，腹部を露出して股関節・膝関節を十分に屈曲させて足を立て腹壁を弛緩させる（術者は手をそえて安全をはかる）。
   - 術者は妊婦の右側に立ち，顔を向かい合わせて診察する（バスタオルで不必要な露出は避ける）。

5. **方　法**
   1）体位

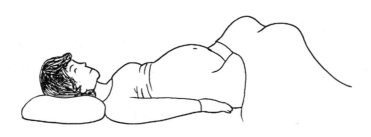

2）第一段

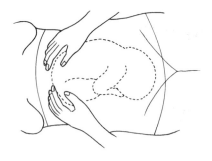

- 両手の先端をそろえ，子宮底に置き腹壁に密着させ軽く圧迫しながら触診する。
- 目的：胎位を知る。子宮底の位置・そこにある胎児部分等の判断をする。

3）第二段

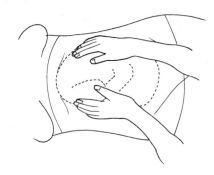

- 子宮底に当てた手を左右の側腹部に静かに滑らせ，片手で側腹部を反対側に圧迫しつつもう片方の手で胎児部分を触知する。同じ手技で左右の側腹部を触診する。
- 目的：胎向を知る。子宮の形状・子宮壁の緊張度・羊水の多少・胎児小部分（四肢）・胎児大部分（児背）等から胎向を判断する。

4）第三段

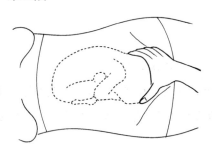

- 右手を恥骨結合上縁まで移動させ，下腹部（骨盤入口上）の胎児下降部を母指と四指で把持して触診する。
- 目的：胎位・先進部の陥入，胎児先進部の種類・形状・大きさ・硬度・移動性・浮球感（バロットマン）の有無等を判断する。

5）第四段

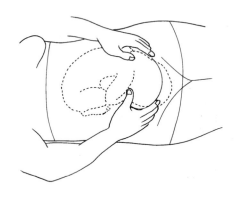

- 術者は妊婦の足の方に向きを変え，両手の手指をそろえて左右の下腹部に当てる。両手指を胎児下降部と恥骨の間に静かに圧入し，下降部を左右からはさむ様にして触診する。
- 目的：胎位の確認・分娩の進行状態を児頭陥入の程度，固定状態からも推測できる。先進部が何かを知り，分娩の難易も予測できる。

【触診上の胎児部分の特徴】
- 頭部：児体のどの部分よりも大きく硬く，凹凸がなく，移動性がある時は浮球感がある。
- 殿部：頭の次に大きく柔らかく，凹凸があり，浮球感はない。
- 大部分（背部）：一様の硬度を持った広い板状に触れ，移動性はない。
- 小部分（手足）：大部分の反対側にあり，数個の小さな固まりとして触れ，衝突様運動をし，移動しやすい。

6．留意点
- 妊婦の緊張は診察を難しくするのでリラックスさせ，まろやかに，しかし的確に目標を速やかに触知すること。
- 寒冷時は手を暖めて行う。

7．学内実習
1）目的
　　正しい手順で胎位・胎向を触知する方法とその目的が理解できる。
2）学習目標
　（1）触診しやすい適切な体位をとらせることができる。
　（2）診察の手順がわかる。
　（3）胎児の殿部と頭部がわかる（胎位）。
　（4）胎児の大部分（背中）と小部分（手足）がわかる（胎向）。
3）必要物品
　　妊婦触診模型，バスタオル，手指消毒剤
4）内容
- レオポルド触診法と子宮底・腹囲測定法を組み合わせて行う。

8．学習の課題
- 分娩経過と外診所見との関係を予習しておく。
- 胎勢を知る方法を予習しておく。

〔胎児心音の聴取法・子宮底長・腹囲の計測法〕
【胎児心音聴取法】
1．目　的
　　胎児側から発する音を聴取することにより胎児の生存の確認，胎児心拍数から胎児胎盤循環系の状態把握，胎位・胎向・胎勢・胎児数・臍帯巻絡の有無等確認の補助手段として行う。

2．目　標
　1）レオポルド触診法で胎児心音聴取部位がわかる。
　2）胎児心音聴取に適した体位をとらすことができる。
　3）胎児心音聴取の目的を理解した聴診法ができる。
　4）胎児心音・リズム・強さがわかる。

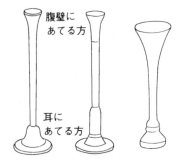
Traube 桿状聴診器

3．必要物品
　　トラウベ桿状聴診器，超音波ドップラー，ストップウォッチ，バスタオル

4．準　備
　・レオポルド触診法で児背と児頭の位置を確認し，聴取部位を選定しておく。
　・妊婦に仰臥位で下肢を伸展させて腹壁を緊張させる。

5．方　法
1）トラウベ聴診器を用いる方法（20週以降）

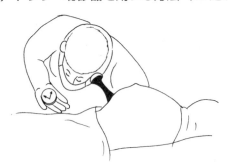

　(1) 聴診者は妊婦の足もとに顔が向くように位置して聞く。
　(2) トラウベ聴診器はつばの広い方を耳に密着させ，他端を妊婦の腹壁に直角に当て耳と腹壁で支え両手を離してから聞く。
　(3) 1分間の聴取が必要であるが，通常5秒間の心拍数を3回連続して測定し，12・12・12（144／分）と表示する。
　(4) 胎位・胎向・胎勢・分娩進行度により聴取部位が変化する。

(5) 陣痛発作を避け陣痛間欠時に聴診する。
(6) トラウベ聴診器で捕えられる臍雑音（臍帯巻絡）等も聴取する。

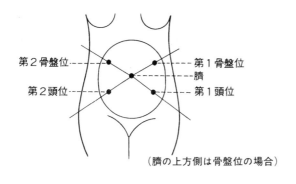

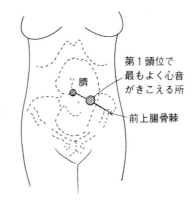

（臍の上方側は骨盤位の場合）

2）超音波ドップラーを用いる方法

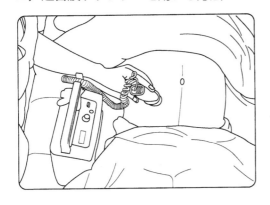

(1) 聴取者は，ドップラー探触子にゼリーをつけて、それを腹壁に当てて聴取する。
＊妊娠12週では100％心音を聴取できる。

【子宮底長・腹囲の計測法】
1．目　的
　　胎児の発育の推定・妊娠中の異常の発見（前置胎盤・横位・骨盤位・多胎・羊水過多等），分娩の難易の予測を行う。
2．目　標
1）恥骨結合上縁・子宮底部が正確にわかる。
2）腹囲の計測部位・計測法が正確にわかる。
3）正しい計測体位をとらすことができる。
4）正常範囲を理解して正確に計測できる。
5）計測値の評価（正常・ある程度異常の予測）ができる。
3．必要物品
　　巻尺，バスタオル，記録用具

4．準　備

- 術者は妊婦に診察の説明をして（妊婦は排尿を済ませ，腹帯を取っておく）準備をさせ，妊娠週数を確認する。
- 術者は手をそえて妊婦を診察台上に仰臥位とし，両足を伸展させ腹部を十分露出させ他はバスタオルで被う。
- 術者は妊婦の右側に立ち計測する。

5．方　法

1）子宮底長の計測法

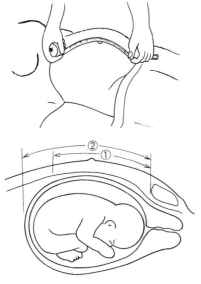

(1) レオポルド触診法第一段の手技で子宮底の位置を確認する。
(2) 次に両足を伸展させ，恥骨結合上縁を触知する。
(3) 妊娠週数を頭において，巻尺の0点を恥骨結合上縁に固定して子宮底部まで伸ばし腹壁と子宮底の接点までの距離を計測する。（①）
(4) レオポルド第一段で触知した子宮底の位置に皮膚鉛筆で印をつけ，両足を伸展させて子宮底長を計測する方法もある。通常は(3)を行う。（②）

2）腹囲測定法

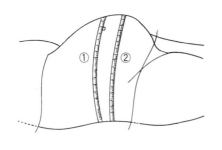

(1) 計測値を記録し評価する（目安・妊娠23週を20cmとし以降4週毎に4cmを加えた数値，妊娠月数の約3倍）。
(2) 巻尺を細腰から背中を通して回し計測部位に当てて，普通呼気時に①臍の高さで腹囲を計測する。②最大部の腹囲を計測する場合もある（1m以上は羊水過多・双胎・肥満が多いので注意する）。

6．留　意　点

- 妊婦の緊張をほぐすため，前もって診察や計測の目的・方法について説明しておく。
- 露出を必要最小限度にしてバスタオル等で被う。

・全ての操作は礼儀をわきまえて行う。

7．学内実習
1）目的
計測法・聴診法の正しい手順・方法と正常範囲の値を理解しながら実習に活用できる。

2）学習目標
(1) 恥骨結合上縁と子宮底の位置が触知できる。
(2) 適切な体位をとらせることができる。
(3) 呼気時に臍高腹囲を正確に速やかに計測できる。
(4) 正しく子宮底長を計測できる。
(5) 胎児心音聴取部位の判断ができ，最も聞こえやすい部位に正しくトラウベ聴診器を当てることができる。
(6) 各計測値の正常範囲がわかる。

3）必要物品
妊婦触診模型，巻尺，トラウベ桿状聴診器，バスタオル，診察台

4）内容
・レオポルド触診法と胎児心音聴診法と子宮底計測の実習は，妊婦触診模型を使って実習する。
・腹囲測定は骨盤計測と一緒に行い，学生2人1組で交替する。

8．学習の課題
・外診について予習（意義・手技・正常範囲等）しておく。
・実習後に自分が考えたり工夫したことを含めて整理・確認し記録しておく。
・数値が多過ぎたり，少な過ぎた場合に考えられる異常について予習しておく。
・被検者の不安・羞恥心を配慮した実施方法について考えておく。
・胎児心音聴取法から得られる情報の意味を調べておく。

B. 内診の介助

1. 目　的
内診の方法を理解して効果的な診察の介助を行う。

2. 必要物品
内診用トレイ：腟鏡（クスコ氏・ジモン・側板・桜井氏），長摂子消毒液（37〜38℃の0.1〜0.5％オスバン液），膝掛け布，綿球数個等

3. 準　備
- 室温を調整し，必要物品を確認しておく。
- あらかじめ妊婦に内診の必要性と方法をよく説明し協力を得る。
- 妊婦に排尿・排便を済ませ下ばきを取っておいてもらう。
- privacyを保つ為に十分にカーテンかスクリーンをする。

4. 方　法

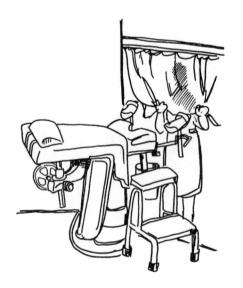

(1) 内診台に上がってもらう時内診台のカーテンを足台が見える高さまで上げ，優しくひとつひとつの動作を順序よく，はっきりとわかるように声かけをする。（介助者の顔は出さないで）カーテンの影からその動作と安全を確認しながら，内診台上に腰をかけてから足台に足をのせるように誘導し，診察体位をとらせる（截石位）。

(2) 内診台に上がったら診察しやすい体位と位置に誘導した後，膝掛け布かシーツで被い，不必要な露出を避け，衣類の裾が汚れないようにまくり上げ，股間を十分に開いてもらう。

(3) 診察中は腰を浮かせたり，よじったりしないように，ゆっくり呼吸させ腹部の力を抜くよう助言し，外陰部洗浄を行う。

(4) 医師の内診中は常にそばにつきそい，介護と診察の介助を行う（無菌ゴム手袋，

腟鏡，綿球等，手順にそって迅速に的確に介助する）。
- (5) 診察中は不注意・不用意な発言は厳として慎む。
- (6) 診察後，外陰部を清拭し衣類を整え安全に内診台から降りられるよう声かけしながら誘導し，降りたのを確認してから離れる。

5．留意点
- 正確な内診をするには診察前に膀胱・直腸を空虚にしておく。
- 緊張していると的確な内診ができない。
- 羞恥心を配慮する必要があるが，的確な言葉かけで狭い内診台に安全に誘導しないと，転落する危険がある。

6．学内実習
1）目的
腟内に手指を挿入して行う触診のため，被検者は羞恥心と不安で緊張している。内診を迅速かつ的確に行うための適切な介助法を学ぶ。

2）学習目標
- (1) 診察法を理解して介助できる。
- (2) 感染防止を考えて介助できる。
- (3) 羞恥心と安全な誘導を考えた介助ができる。

3）必要物品
内診模型，内診セット（腟鏡・長摂子・綿球等），ピッチャー洗浄液，便器・膿盆，バスタオルか被い布

4）内容
- 外診実習と組み合わせて行う。
- 内診介助の実習を行う際は，実際に内診台に上り，体位をとる。

7．学習の課題
- 内診の診察事項を予習しておく。
- 妊娠時・分娩時・産褥時の診察項目を予習する。

C. 骨盤計測法

1. 目　的
　　生体の外から触れ得る骨盤の外径を計測，骨盤腔の大きさ・歪みを推測し児頭骨盤不適合の有無についての精密検査の要否を予測する。

2. 目　標
　1）骨盤の各部位を触知できる。
　2）各径線と平均数値の意味を知りつつ計測できる。
　3）被検者に不快感を与えず速やかに正確に計測できる。

3. 必要物品
　　骨盤計1本，バスタオル（臥位での測定時）1枚，診察台（臥位計測時）1台，衝立（立位での測定時）・小マット各1

4. 準　備
- 術者は爪を短く切り，滑らかにして手を暖めておく。
- 立位で測定する場合は衝立と小マットを用いる。
- 臥位で測定する時はバスタオルを用いる。
- 妊婦は排泄を済ませ，腹帯を外しておく。

5. 方　法
　1）体位

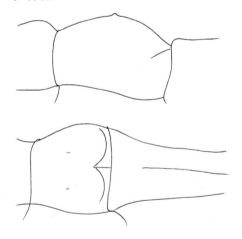

（1）仰臥位
　　被検者の腰部を恥骨結合上縁まで露出し，両足を密着して伸展させ，バスタオルで被い露出を最小限にし，術者は右側に立ち測定する。

第1章　妊娠期

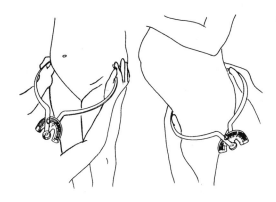

(2) 立位

　　衝立と小マットを使用する。被検者の正面に位置して測定する。

2）骨盤計の持ち方

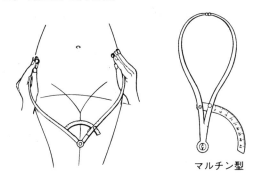

マルチン型

・骨盤計はペンを持つように固定し，0点を確認してから行う。被検者に不快感を与えないため手掌全体で広く触れ，また中指の先端の指腹で測定点を触知してから，骨盤計の先端を当て目盛りを読む。

3）棘間径

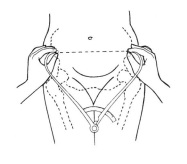

・左右上前腸骨棘間の外側間距離　23cm

4）稜間径

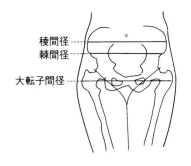

・左右腸骨稜外縁間の最大距離　26cm

13

5）大転子間径

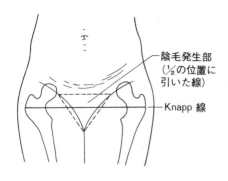

- 左右の大腿骨骨頭部間の距離　28cm
- 術者は立位で行う場合は被検者の右側面から，臥位で行う場合は側臥位で足を伸ばしてもらい背面に立ち測定する。

【大腿骨骨頭部の触知法】

- 軽く両足を交互に屈伸した時，大腿骨骨頭部が突出するのでわかる。
- 被検者が手をおろしている拳の位置に大転子の外側を触れる。
- Knapp線を横に半分の高さに引いた水平線の延長線上に触れる。

6）外結合線

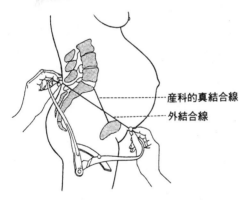

- 第五腰椎棘突起先端下縁と恥骨結合上縁中央の最短距離　19cm
- （17cm以下は精密検査を勧める）真結合線を推測する上で最も大切な径線。直立位の方がよくわかる。

【第五腰椎棘突起の見つけ方】

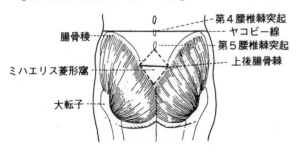

- ミハエリス菱形窩の上角にある。
- ヤコビー線と脊椎の交差点が第四腰椎棘突起なのでその下方を触知する。
- 左右の上後腸骨棘を結ぶ線と正中線の交差する点の少し上に触れる。

7) 外斜径

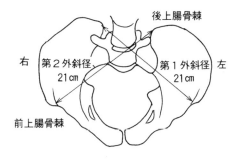

- 一側の上後腸骨棘と他方の上前腸骨棘間の距離で左右の外斜径を測定する。（骨盤の歪みの有無を推測できる） 21cm

8) 側結合線

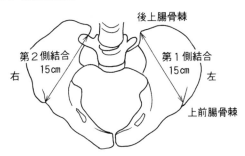

- 一側の上前腸骨棘から同側の上後腸骨棘までの距離（14cm以下は精密検査を勧める。扁平骨盤を予測するのに役立つ） 15cm

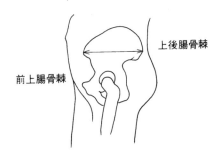

6．留 意 点

- 外計測により狭骨盤が疑われる時は，それだけで確定診断できない（不正確なので目安程度）ので必ず精密検査を行う。
- 外計測は前後径と横径とのつりあいや骨盤の歪みをもつ病的骨盤の発見にも役立つ方法である。
- 計測値を心配するので，外計測の限界を説明する。

7．学内実習

1) 学習目的

被計測者に不快感を与えず正確に速やかに不安を与えずに骨盤計測を行う。

2）学習目標
(1) 骨盤の各部位を正確に触知できる。
- 左右の腸骨稜
- 左右の上前腸骨棘
- 左右の上後腸骨棘
- 左右の大腿骨骨頭部
- 第五腰椎棘突起
- ミハエリス菱形
- ヤコビー線

(2) 各径線と平均数値の意味を理解して計測できる。
- 棘間径
- 稜間径
- 外結合線
- 大転子間径
- 外斜径
- 側結合線

(3) 被検者に不快感を与えず，速やかに正確に計測できる。
- 骨盤計の取扱い方
- 触知時の手の温度・点でなく面で探る等

3）内容
- 2人1組で，被検者と計測者を交替で行う。
（立位・坐位両方で計測するとよくわかる）

8．学習の課題
- 骨産道について事前に学習してくる。
- 骨盤の解剖を復習してくる。
- 計測値を記録後目標にそって自己評価する。
（実習中，学生自身が発見したことは記録しておく）

【参考資料①】
恥骨丘角　男（70〜80度）女（90〜100度）90度以下は出口部狭窄が疑われる。

D. ノンストレステスト（NST）

1. 目　的
　胎児の健常性（well-being）および胎児胎盤系の予備能力を知り，潜在胎児仮死を発見し胎児仮死を予防する。

2. 目　標
　1）分娩監視装置の取扱いができる。
　2）被検者に胎児心音計と陣痛計を正確・安楽に装着できる。
　3）NST モニターの結果を正確に判定できる。

3. 必要物品
　分娩監視装置，診察台，枕，掛け物，ゼリー，ティッシュペーパーまたは清拭用タオル

4. 準　備
- 分娩監視装置の事前点検を行う。
- 妊婦に検査の必要性と所要時間の説明を行う。
- 妊婦は排泄を済ませ，腹帯を外しておく。

5. 方　法
- 被検者にセミファーラー位または側臥位をとらせる。
- 分娩監視装置を側に持っていき，装着しやすい位置に置く。
- 装着用のベルトを被検者の腰の下に挿入する。
- レオポルドの触診法で胎位胎向の確認を行う。
- 分娩監視装置の電源を入れる。
- 胎児心音計にゼリーを塗布し，胎児心音の最良聴取部位に装着し，ベルトで固定する。
- 陣痛計は子宮底の少し下の部分にあて，ベルトで固定する。
- 胎児心音計の音量を調節し，陣痛計のペン先の位置が記録用紙の下線より少し上になるように設定し，記録用紙の速度を確認する。
- 記録用紙に氏名，検査開始日時を記録し，40分以上（医師の指示）実施する。

- 終了後は電源を切り，分娩監視装置をはずし，腹部に付着したゼリーをティッシュペーパーまたは清拭用タオルで拭き取る。
- 被検者の衣類を整え，記録用紙を整理する。
- 器具を片付けて，分娩監視装置は定位置に戻す。

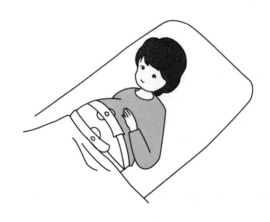

6. 留意点

- 仰臥位低血圧症候群を予防するため，セミファーラー位とし，妊婦の状態を観察しながら実施する。
- 気分不良または何か起こった場合は，すぐに申し出るように説明する。
- 40分は検査する必要があるので，安楽な体位がとれるようにする。
- 不必要な露出は避け，保温に留意する。
- 検査中，胎動のため胎児心音の聴取部位がずれることがあるので，定期的な確認が必要である。

【胎児心拍数波形の分類と管理指針】

表2は、日本産科婦人科学会周産期委員会による管理指針（案）を示している。胎児の低酸素症へのリスクの程度を推測するために、胎児心拍波形がレベル1〜5に分類されている。レベル1は正常波形であり、レベル2は亜正常波形、レベル3は異常波形（軽度）、レベル4は異常波形（中等度）、レベル5は異常波形（高度）である。レベル3〜5は胎児機能不全に該当する。

表1　胎児心拍数波形のレベル分類

レベル表記	日本語表記	英語表記
レベル1	正常波形	normal pattern
レベル2	亜正常波形	benign variant pattern
レベル3	異常波形（軽度）	mild variant pattern
レベル4	異常波形（中等度）	moderate variant pattern
レベル5	異常波形（高度）	severe variant pattern

〔出典：日本産科婦人科学会・日本産婦人科医会編・監：産婦人科診療ガイドライン—産科編2017, p.284〕

表2　胎児心拍数波形分類に基づく対応と処置（主に32週以降症例に関して）

波形レベル	医師	助産師**
1	A：経過観察	A：経過観察
2	A：経過観察 または B：監視の強化、保存的処置の施行および原因検索	B：連続監視、医師に報告する。
3	B：監視の強化、保存的処置の施行および原因検索 または C：保存的処置の施行および原因検索、急速遂娩の準備	B：連続監視、医師に報告する。 または C：連続監視、医師の立会いを要請、急速遂娩の準備
4	C：保存的処置の施行および原因検索、急速遂娩の準備 または D：急速遂娩の実行、新生児蘇生の準備	C：連続監視、医師の立会いを要請、急速遂娩の準備 または D：急速遂娩の実行、新生児蘇生の準備
5	D：急速遂娩の実行、新生児蘇生の準備	D：急速遂娩の実行、新生児蘇生の準備

＜保存的処置の内容＞
一般的処置：体位変換、酸素投与、輸液、陣痛促進薬注入速度の調節・停止など
場合による処置：人工羊水注入、刺激による一過性頻脈の誘発、子宮収縮抑制薬の投与など
＊＊：医療機関における助産師の対応と処置を示し、助産所におけるものではない。

〔出典：日本産科婦人科学会・日本産婦人科医会編・監：産婦人科診療ガイドライン—産科編2017, p.286〕

Ⅱ 妊産婦体操

1. 目　的
1) 妊娠中の体重増加や，重心の変化などによって起こる筋肉の疲労や機能の低下を防ぐ。
2) 血液循環を円滑にして疲労を防ぐ。
3) 腰痛や下肢の痛み等を予防または軽減する。
4) 呼吸法を身につけ，妊娠中及び分娩時に十分な酸素を胎児に供給する。
5) 精神的，身体的弛緩法を身につけることにより，自己をコントロールできるようになる。

2. 目　標
1) 妊産婦体操の目的・内容が理解できる。
2) 妊産婦体操を正確に行える。

3. 必用物品
トレーニングウェア，カーペット（マット），枕，椅子

4. 準　備
1) 指導者側
  (1) 妊婦に必要性を説明する。
  (2) 体操ができるように環境を整える。室温，湿度，部屋の換気の調整を行う。
  (3) 音楽等を準備すると効果があがる。

2) 妊婦側
  (1) 排尿便を済ませゆったりした気持ちで行う。
  (2) 楽に運動できる服装を用意する。
  (3) 腹帯や靴下等，体を締めつけるものは取り除く。

5. 方　法
1）正しい姿勢のとり方：
(1) 立位

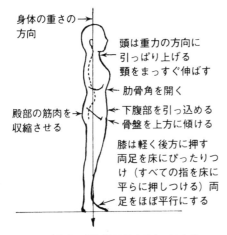

〔出典：『産科理学療法』，松本清一，文光堂，1974, p.71〕

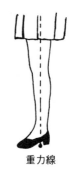

－靴をはいた時の体重のかけ方－

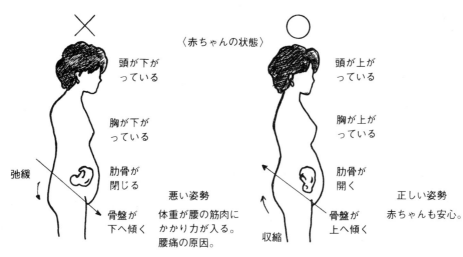

－正しい姿勢（立位）－　〔出典：『産科理学療法』，松本清一，文光堂，1974, p.72〕

(2) 椅子に座っている場合

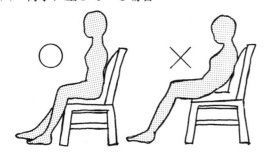

- イスの中程に浅く腰をおろした後，腰を後にずらすようにして，深くかけ背すじを伸ばし，イスの背に軽くもたれ足を開いてずらす。

2）呼吸法

(1) 腹式呼吸

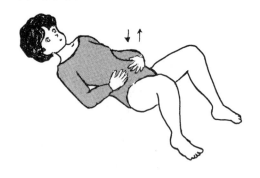

- 基本姿勢は仰臥位で軽く膝を立て，足底は床につける。
- 下腹部に両手を置き，下腹部に空気を十分に入れるような気持ちでゆっくり鼻から息を吸い込む。この時，下腹部に置いた両手が吸気時に外方へ押し上げられる。
- 吸った息をゆっくり口から吐き出す。この時，下腹部に置いた手はもとの位置へ自然にもどる。
- 1分間に10回のめやすで行う。

(2) 胸式呼吸

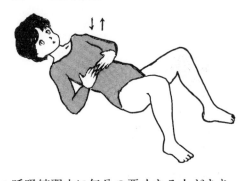

- 腹式呼吸と同じ基本姿勢で両手を乳房の下に置き，胸郭をできるだけ側方に広げるように，ゆっくり鼻から息を吸い込む。この時胸に置いた手の両手の指先が離れる。
- 吸った息をゆっくり口から吐き出す。

＊呼吸練習中に気分の悪くなる人があり，これは過換気によって急激に血中の二酸化炭素（炭酸ガス）が放出され，低炭酸ガス血症となり，一過性に脳血管がれん縮され脳貧血状態となる。この時は，鼻と口を両手でおおって息をするか，鼻をつまむとよい。

3）足の運動

(1) つま先の運動

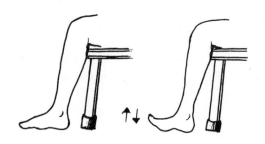

- 素足となり椅子に腰かけ足の裏を床にぴったりくっつけ，脚は床に直角にする。
- 足の裏は床から離さないで，つま先をできるだけ上にそらせる。
- 一呼吸してもとにもどす。

(2) 足首の運動

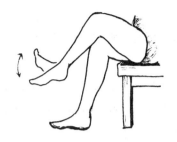

- 椅子に腰かけたまま脚を組む。
- 組んだ上側の足先を，足首を支点としてつま先をできるだけ上に反らせる。
- ゆっくりつま先を下に動かし，膝頭とつま先が一直線になるように伸ばす。

4）骨盤底筋の運動

(1) 肛門をつぼめる運動

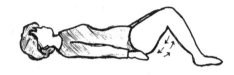

- 仰臥位で両膝を立てる。
- 殿筋，肛門，腟，尿道口の順に引き締めていく。
- この引き締めを6秒間続け，次いでこれらの筋を徐々に完全に弛緩させる。

(2) あぐらを組む運動

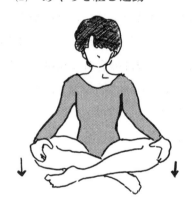

- あぐらを組み，両手を膝頭にのせ，背中をまっすぐに伸ばす。
- 両手で膝頭を下の方に押さえるようにして背すじを伸ばしたまま，体重を両手にかける。
- 一呼吸して手の力，背部等の力をぬいてもとにもどる。

5）骨盤の振動（傾斜）運動

(1) 立脚仰臥位

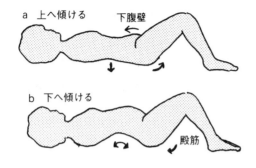

- 仰臥位になり両脚を立て，足底は床につける。
- 殿筋を収縮させると同時に下腹部の筋肉を収縮させ，背中をしっかり床に押しつける。
- 次に今収縮させた殿部と下腹部の筋肉を弛緩させ，背部伸展筋，股関節伸展筋を収縮させ，腰の下にトンネルを作る。この時脊柱のアーチが大きくなるようにする。

(2) ドッグスタイル

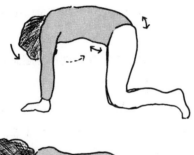

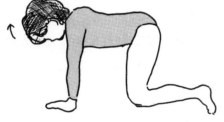

- 四つんばいになり，腕と大腿は床と直角になるようにする。
- 頭を下げ背を丸めて自分の臍を見るようにし，猫背の形となる。この時殿部と下腹部の筋肉は収縮させる。
- 頭を上げながら殿部と下腹部の筋肉を弛緩させ，背中を再びまっすぐにする。

(3) 座位

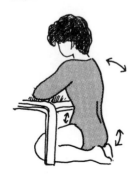

- 椅子の上に両腕を置き，膝を椅子の下に深く入れて正座をする。
- 殿部，腹筋を収縮させ，猫背の形となる。
- 次に殿部，腹筋を弛緩させ，背中はまっすぐもとにもどす。

6）骨盤の回転運動

(1) 一側立脚仰臥位

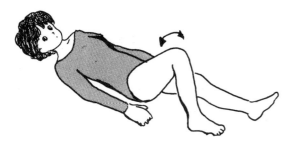

- 仰臥位になり一方の下肢は伸ばし，他方の下肢はやや深く立て足底は床にぴったりつける。両手は手のひらを下にして，両脇に自然に伸ばす。
- 膝を曲げた方の脚を，他方の脚を越えて床に触れるようにゆっくり倒す。
- 倒した脚を体の正中線上にもどす。
- もどした脚の力を抜き，ゆっくりと同側の床に触れるように倒す。
- 反対側も同様に行う。

(2) 両側立脚仰臥位

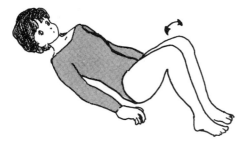

- 仰臥位になり両脚を曲げ，床にぴったりつける。
  両手は手のひらを下にして，両脇に自然に伸ばす。
- 両脚をそろえ一方に倒す。
- もとにもどし，他方も同様に行う。

(3) 四つんばい

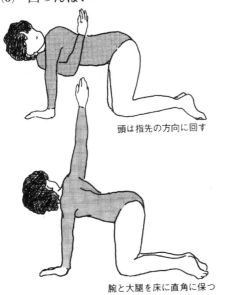

頭は指先の方向に回す

腕と大腿を床に直角に保つ

- 四つんばいになり，腕，大腿を床に直角になるようにする。
- 一方の腕をゆっくり，体の下にくぐらせ，指先が反対側で天井を向く所まで持っていく。このとき頭は指先を見るようにする。
- 腕をふってもどし，肘を伸ばして上方に上げ，指先が天井を示すところまで持っていく。頭は指先を追う。
- 反対側も同様に行う。

7）骨盤の側傾運動

(1) 一側立脚仰臥位

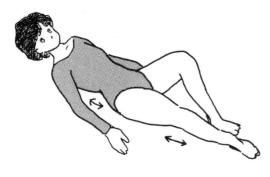

- 仰臥位になり一方の脚は伸ばし，他方の脚は曲げる。
- 伸ばした方の脚を床にそって引き上げながら軀幹に近づけ，同側の腰の線を強く内側に湾曲させ骨盤を傾斜させる。
- ついで反対側に押し出すようにして，もとの姿勢にもどす。
- 反対側も同様に行う。

(2) 四つんばい

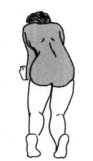

腕と大腿は直角に保つ
腹部はひっこめておく

- 四つんばいになり，腕，大腿を床に直角になるようにする。
- 側腹筋を腰で内側に引き込むようにして，骨盤を肩に近づける。頭は肩の運動にともなって回す。
- 骨盤を体の正中線上にもどし，一呼吸した後反対側も行う。

8）弛緩法

(1) 四つんばい

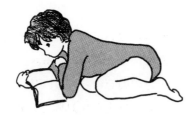

- 足と肘で十分に体を支え，両足を開いてその間にお尻をおとしこむようにする。
- 日常生活において本を読む時等に行う。

(2) 座位（椅子を用いて）

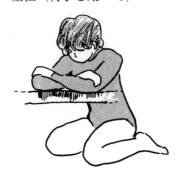

- 両足を開いて，その間にお尻をおとしこむようにし，椅子にもたれる。
- 椅子にもたれることにより腹部を圧迫しない。

(3) 臥位（シムス位）

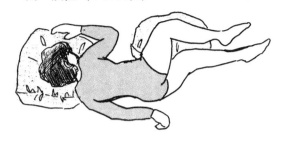

- 頭を枕にのせ，うつ伏せ気味に横になる。
- 手前側の腕は顔の横で曲げ，反対側の腕を体にそって自然に伸ばし，肘を軽く曲げる。
- 上側の脚を腹部の方へ深く曲げ，反対側の脚は軽く曲げる。膝の下に枕や座布団を置くとよい。

6．留意点

- 体操は日常の正しい姿勢から始まる。
- 妊娠12週頃より徐々に始め，妊娠16週にはいったら毎日習慣的に行えるようにする。
- 体操は呼吸法で始まり，呼吸法で終わり，常に正しい姿勢で始まり，正しい姿勢にもどるよう心がける。
- 体操はゆっくり正しく行い，1回の時間は短くする。
- 体操を終えた後は約30分体を休める。

7．学内実習

1）目的

妊産婦に指導できるように，妊産婦体操の正しい指導技術を身につける。

2）学習目標

(1) 妊産婦体操の目的・内容が理解できる。
(2) 妊産婦体操を正確に行える。
(3) 妊産婦体操が指導できる。

3）必要物品

トレーニングウェア，カーペット（マット），枕，椅子

4）内容

- 2人1組で行い，指導者役と妊婦役を交替する。

8．学習の課題

- 事前学習として，骨盤内の筋肉の解剖についての復習を行う。
- それぞれの体操を行う時に使用する筋肉の名称がわかる。

Ⅲ　衣類作製

1. 目　的
新生児の衣類を作製していく中で，母性愛をより深める。

2. 必要物品
1）おしめ

さらし1.5m，針，木綿糸

2）肌着①

さらし約1.2m，バイヤステープ1.5m，針，木綿糸，マジックテープ約10cm

型紙用（新聞紙，のり）

肌着②

さらし1m，バイヤステープ約1.4m，針，木綿糸，マジックテープ約10cm

3. 方　法
1）おしめ

〈端しまつの仕方〉

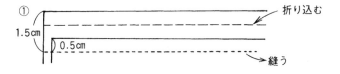

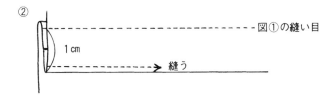

2）肌着①

- 新聞紙で型紙を作製する。

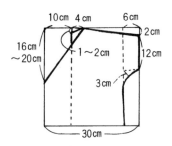

- さらしを図1のように置き，布を裁つ。
- みみの始末を図2のようにバイヤステープを使って，縫っていく。

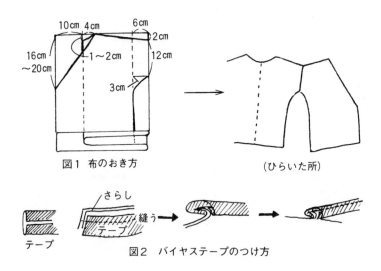

図1　布のおき方　　（ひらいた所）

図2　バイヤステープのつけ方

肌着②

- 布に印をつけ，布を裁つ。
- それぞれの部分をバイヤステープを使って，縫っていく。

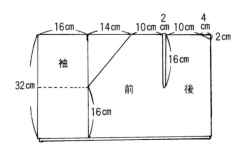

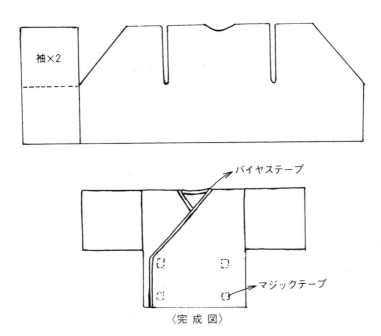

〈完成図〉

4．学内実習

1）目的

　　簡単にできる新生児のおしめや肌着の作製方法を知り，妊婦の看護に役立てる。

2）学習目標

　(1) 新生児のおしめが作製できる。

　(2) 新生児の肌着が作製できる。

3）学習課題

　・新生児のおしめ及び肌着を作製し，提出する。

Ⅳ 腹帯の巻き方

1．腹帯の目的
1）腹壁弛緩・懸垂腹を予防する。
2）腹直筋の離開による腹筋力低下を補足する。
3）体型の変化による行動制限を軽快し腰痛を防ぐ。
4）外部刺激から保護する。
5）妊娠を自覚することによる母性意識を育成する。
6）家族の妊娠を祝い，安産を願う心から母性保護意識を高める。
7）夫の父性意識を高め，妊娠した妻を支持する姿勢に変容させる。

2．目　　標
1）腹帯の巻き方がわかる。
2）自身で腹帯を巻くことができる。
3）腹帯の応用法がわかる。

3．必用物品
　　腹帯（さらし4～5m），大型安全ピン（2～3本），衝立，小型のマット，妊婦用コルセット等の参考見本

4．準　　備
1）妊婦は排泄を済ませておく。
2）したばきを腰まで下げておく。
3）さらしの腹帯を妊娠初期は半幅にして固く巻き取っておく。

5．方　　法

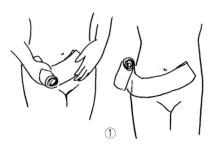
①

1）腹部を十分露出する。

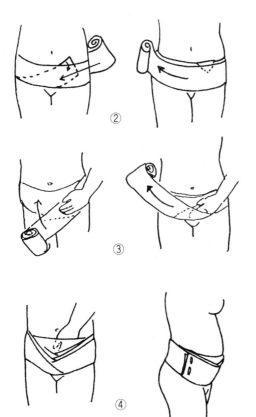

2）巻き取ったさらしのわさを下に（右利きは）下腹部に斜めにあて（①），左から右に巻き，ひと巻きし，ふた巻き目に最初にあてたさらしの端を折り込んで巻く。（②）

3）下腹部から腰にまきあげ折転帯で折り返しに左手をあて，右手で締めるように巻き，左手を抜くとよく締まりきちんと巻ける。（③）

4）巻き終わった端を大型の安全ピン2〜3本で止める。

5）腹帯の上部から手をひとつ入れられる程度の締め方とする。（④）

6. 留意点

- 腹帯は下腹部を支えればよいので，上の方まで巻くと苦しく，逆効果になる。
- 腹帯は日本人独特の習慣で，精神的効果を主とするので，必ずしも腹帯を巻く必要はない。本人の希望があれば，妊娠第5か月の戌の日の大安に巻き始めている。
- 日常生活にさらし4〜5mを常に巻いておくのは不便なので，後は妊婦用コルセット等を用いればよい。

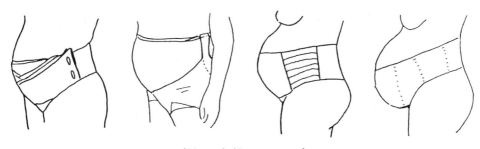

〔種々の妊婦コルセット〕

【参考資料②】

　妊娠中は骨盤輪の靱帯の弛緩に伴う腰痛を起こしやすいので，妊婦用ガードル・腹帯などで腰部・骨盤の固定をはかる。恥骨結合や仙腸関節を支えている靱帯がゆるまないようにする。

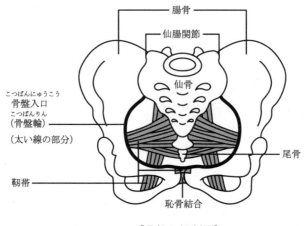

［骨盤の解剖図］

7．学内実習

1）学習目的

　　腹帯を巻く習慣の意味・方法を理解して正しく腹帯の巻き方を指導でき，実習に活用する。

2）学習目標

　(1) 腹帯を正しく巻くことができる。

　(2) 腹帯の正しい巻き方を指導できる。

　(3) 母性意識の育成を意図した指導ができる。

　(4) 腹帯を巻く習慣の意味を理解して効果的指導ができる。

3）必要物品

　　4～5mのさらし腹帯，マット，衝立，7～9kg砂囊（学生2人に1つ），トレーニングウェア

4）内容

　・実習は，学生2人1組で行う。

　・トレーニングウェアに砂囊を7～9kg腹部に腹帯で装着して行う。

5）学習課題

　・妊娠経過に伴う姿勢と重心の変化と負担について考える。

　・腹帯の種類・腹帯の習慣について考える。

第 2 章

分　娩　期

Ⅰ 分娩時の姿勢(体位)

1．目　的
　陣痛開始から児娩出までは長時間を要するため，その間産婦は安全・安楽で，かつ分娩経過をスムーズにする姿勢で過ごすことが大切である。病・産院での出産は砕石位によるものが多いが，最近では産婦が望む自由な姿勢で出産する例もみられるので，産婦の体位保持を援助できるようにする。

2．目　標
　1）さまざまな分娩時の体位が理解できる。
　2）実際に体位を体験し，安全・安楽の面から分娩時の体位が考えられる。

3．必要物品
　椅子（背もたれのあるもの，足の低いもの），枕，座布団，クッション（大，小），その他

4．準　備
　1）産婦側
　　(1) トレーニングウエアなど動きやすい服装を着用。
　　(2) 分娩第1期・第2期・児娩出期に安全・安楽と思われる体位を想定する。
　　(3) 体位を保持するに必要な身近にある物品や産婦の介助者（夫役）を用意する。
　2）介助者側
　　(1) 産婦がリラックスできるための環境（明るさ，音，室温等）を整える。
　　(2) 産婦の体位保持に必要と思われる物品を用意する。

5．体位（姿勢）
1）陣痛時の子宮位置
(1) 子宮は収縮するにつれ前方に傾く，起き上がった姿勢をとると，圧力の抵抗を受けない。

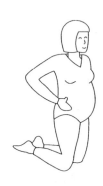 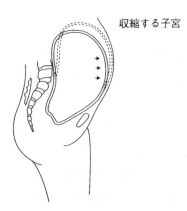

収縮する子宮

(2) 後ろによりかかる姿勢をとると，子宮は重力に逆らって機能する。

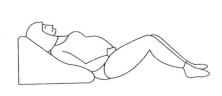 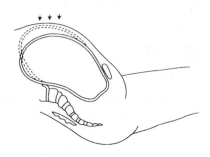

(3) 立ち上がって前傾すると，子宮は重力の抵抗をほとんど受けないで機能することができる。

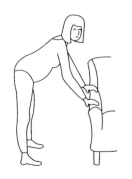 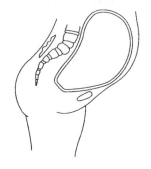

〔出典：『アクティブ・バース』ジャネット・バラスカス著，根岸悦子・佐藤由美子・きくちさかえ訳，現代書館，1988，p.94〕

第2章　分娩期

2）分娩第1・2期の姿勢

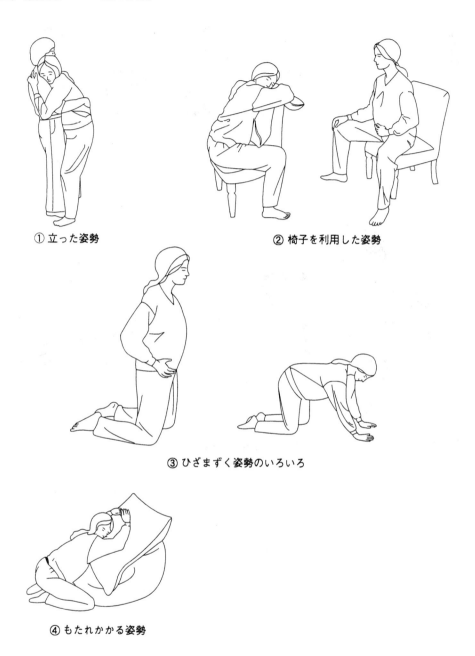

① 立った姿勢　　② 椅子を利用した姿勢

③ ひざまずく姿勢のいろいろ

④ もたれかかる姿勢

〔出典：『アクティブ・バース』ジャネット・バラスカス著，根岸悦子・佐藤由美子・きくちさかえ訳，現代書館，
　　　1988，p.96, 97, 99〕

3）分娩時の体位

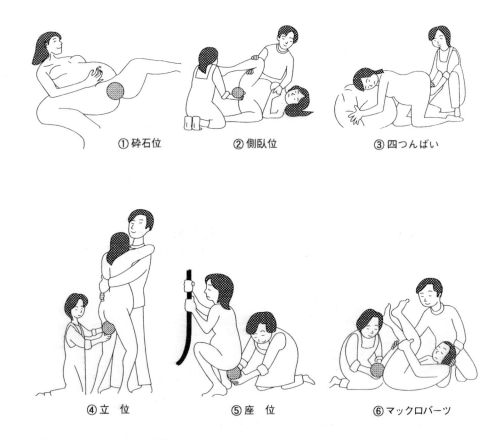

①砕石位　②側臥位　③四つんばい

④立　位　⑤座　位　⑥マックロバーツ

〔出典：『研修ノート（No.68）分娩管理－よりよいお産のために－』日本産婦人科医会発行，2003〕

Ⅱ 分娩時の補助動作・ラマーズ法

1. 目　的
1) 分娩時の産痛の緩和をはかる。
2) 身体の緊張を取り除き，リラックスさせる。
3) 胎児への酸素の供給をはかる。
4) 分娩を促進する。

2. 必要物品
トレーニングウェア，カーペット，枕

3. 準　備
妊婦体操に準ずる。

4. 方　法
【分娩時の補助動作】
1) 腹式深呼吸

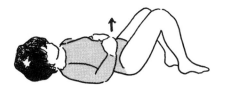

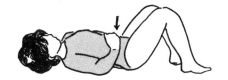

- 仰臥位で軽く膝を立て，足底は床につける。
- 下腹部に両手を置き，下腹部に空気を十分に入れるような気持ちでゆっくり鼻から息を吸い込む。この時，下腹部に置いた両手が吸気時に外方へ押し上げられる。
- 吸った息をゆっくり口から吐き出す。
  この時下腹部に置いた手は，もとの位置へ自然にもどる。
- 1分間に10回のめやすで行う。

2）マッサージ法

（1） 水平マッサージ

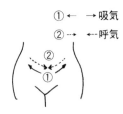

- 下腹部だけに収縮感が強い時だけ行う。
- 下腹部に手指をそろえて置き，母指の位置を臍の高さに置く。息を吸いながら両手を側方にずらし，さする。
- 息を吐きながら，両手をもとの位置にもどし，さすっていく。

（2） 輪状マッサージ

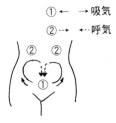

- 腹部全体に強い収縮感を感じた時に行う。
- 下腹部に4指をそろえて置き，息を吸いながら両手を外側に向かって，円を描くようにさする。
- 息を吐きながら，正中線上を下方に向かって手をもとの位置にもどすようにさする。

3）圧迫法：分娩が進行し，腰部や仙骨部に強い痛みを感じるようになった時に行う。

（1） 前腸骨棘内側の圧迫法

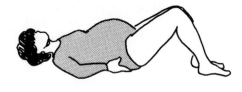

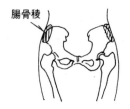

- 両手の母指と4指を開き，前腸骨棘の内側に母指が当たるように腸骨稜にそわせて手を置き，息を吐く時に母指で圧迫し，息を吸う時にゆるめる。

(2) 後腸骨棘の圧迫法

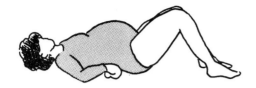

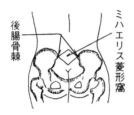

- 両手で握りこぶしを作り，後腸骨棘に握りこぶしの甲の突出が当たるように，腰の下に手を入れ，体重をかけて圧迫する。

4) 弛緩法

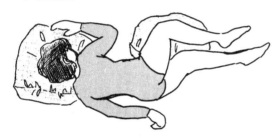

- 陣痛による苦痛を軽減し，また全身の筋肉を弛緩させることにより疲労を少なくする。
- 半座位またはシムス位をとる。枕やクッションを用いて，安楽な体位をとる。

5) 努責法

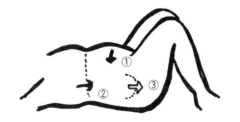

じょうずないきみの方向

- 娩出力を2倍にし，分娩の進行を早める。
- 股間を十分開き，下肢を曲げ膝を立てて，踵に力を入れてふんばる。
- 背中はぴったり床につけ，顎は引いて胸につけるようにする。
- 両手は何かよりどころ（力綱，握り棒等）をつかむ。
- 努責は陣痛が始まると大きく息を吸いこみ，息を止めて顎を胸につけるようにして，息をもらさないように固い便をするつもりで，肛門の方向にいきむ。努責は，一息でなるべく

長く15秒〜20秒位続くよういきむ。1回の陣痛（約1分位）を2回に分けていきむくらいが効果的である。

6) 短促呼吸
- 児頭娩出時の努責を避けることで，児頭娩出速度の調節を行い，会陰部の裂傷を防止する。
- 胸の上で手を組み，一息吸って口は開いたまま，息をハッと少し吐き出し，続けて浅く早い呼吸を行う。（夏の暑い日に，犬があえいでいるような呼吸，長く走った後にするような，短い促迫した呼吸）
- 5〜6回続けて行い，次にゆっくりと息を吐き出す。40秒〜1分間持続するのが理想である。

【ラマーズ法】

1) 準備期

【子宮口開大】0〜3cm
【期間】6〜7時間
【陣痛】発作：30〜45秒
　　　　間欠：5〜10分
【陣痛の波と呼吸型】

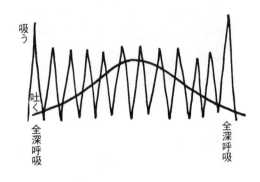

【全深呼吸】初めと終わりに，ゆっくり，深く
【各期の呼吸法】基本呼吸：静かに深く，ゆるやかな胸式呼吸，ワルツの呼吸
　　　　　　　　鼻で吸い（3秒）
　　　　　　　　口で吐く（3秒）
　　　　　　　　（3＋3）×10＝1分

2）進行期
　　【子宮口開大】4〜7cm
　　【期間】5〜9時間
　　【陣痛】発作：45〜60秒
　　　　　　間欠：3〜5分
　　【陣痛の波と呼吸型】

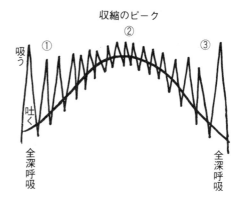

　　【全深呼吸】初めと終わりに，ゆっくり，深く
　　【各期の呼吸法】変速呼吸；浅く陣痛の波に応じて，早くする，遅くする。
　　　　　　　　　口で吸い，口で吐く。
　　　　　　　　　マーチの呼吸
　　　　　　　　　①加速／吸う（2秒），吐く（2秒）
　　　　　　　　　②ピーク／吸う（1秒），吐く（1秒）
　　　　　　　　　③減速／吸う（2秒），吐く（2秒）

3）極期
　　【子宮口開大】8〜10cm
　　【期間】30分〜1.5時間
　　【陣痛】発作：60〜90秒
　　　　　　間欠：1〜2分
　　【陣痛の波と呼吸型】

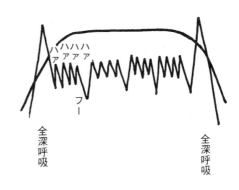

　　【全深呼吸】初めと終わりに，ゆっくり，深く
　　【各期の呼吸法】極期呼吸：浅く，軽く，1秒で吸って吐く，4回（5回）目で口
　　　　　　　　　をすぼめて3秒ですっかり吐く。
　　　　　　　　　ハア／ハア／ハア／ハア／フー
　　　　　　　　　自然に腹圧が加わりそうになったら，短促呼吸を入れる。

4）娩出期
　【子宮口開大】10cm
　【期間】30分〜2時間
　【陣痛】発作：30〜60秒
　　　　　間欠：1〜3分
　【陣痛の波と呼吸型】

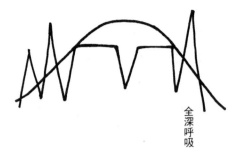

　【全深呼吸】終わりに，ゆっくり
　【各期の呼吸法】腹圧：2回ゆっくり深呼吸，3回目8分目吸ったら息を止めて長
　　　　　　　　　くいきむ。（途中で1呼吸して）もう1度いきむ。
　　　　　　　　　練習の時は息を止めるだけ。

5）発露
　【時間】数秒間
　【陣痛の波と呼吸型】

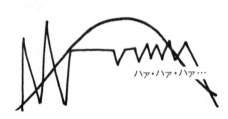

　【各期の呼吸法】短促呼吸：夏の犬のように，口を開けてハア・ハア・ハア…
　　　　　　　　　全身の力を抜く。

5．学内実習
1）目的
　　産婦の苦痛を緩和するための方法として分娩補助動作やラマーズ法を理解し，分娩時の看護に活用できる。

2）学習目標
　(1)　分娩時の補助動作がわかる。
　(2)　補助動作を指導できる。
　(3)　ラマーズ呼吸法がわかる。
　(4)　ラマーズ呼吸法を指導できる。

3）必要物品

　　トレーニングウェア，マット，枕，テープレコーダー，カセットテープ（ミュージカル・ラマーズ）

4）内容
- 分娩補助動作：2人1組で行い，産婦役と看護者役を交替する。
- ラマーズ法：テープを聞きながら，行う。

6．学習の課題
- 分娩各期のそれぞれの経過について，学習してくる。

分娩の経過と呼吸法・補助動作

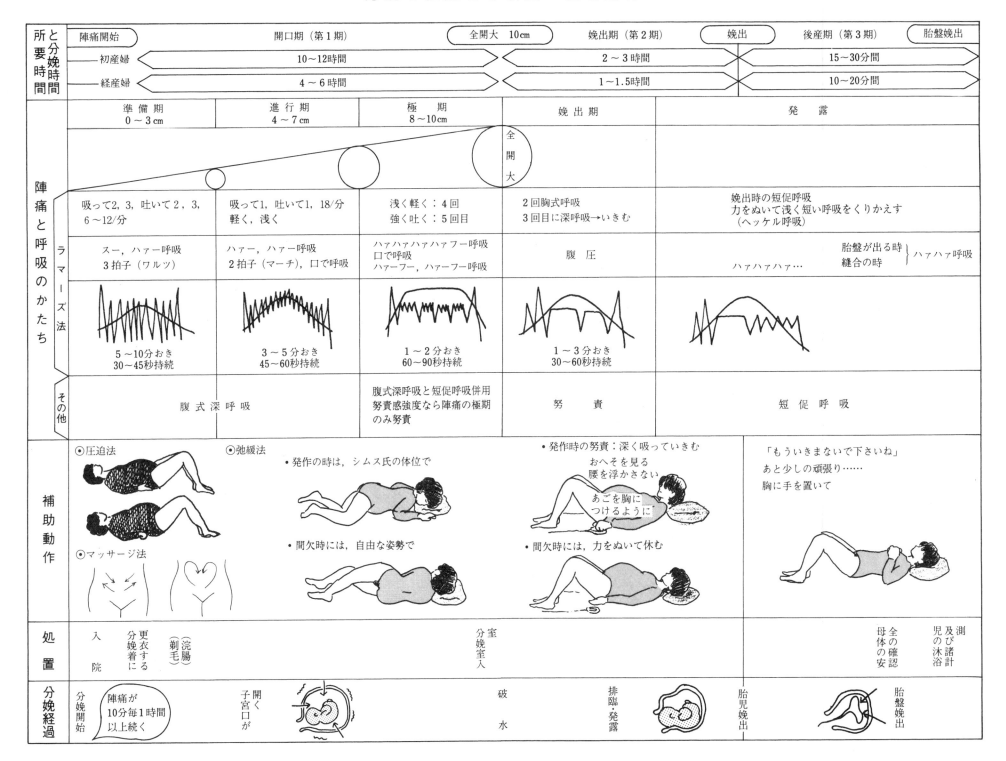

Ⅲ 胎盤の検査と計測法

1. 目　的
　胎盤組織片や卵膜片の遺残による出血・子宮復古不全・感染等の早期発見により危険を防止する。

2. 必要物品
　金属製さし（メジャーでもよい），重量計，大膿盆（必要時　水入洗面器・100cc注射筒・コッヘル・薄めた牛乳）

3. 方　法
1）第1次検査
　胎盤娩出直後に卵膜（胎児面）胎盤組織（母体面）の欠損の有無・副胎盤の有無を調べる。

2）第2次検査
〈胎盤の検査〉
- 母体面に付着した凝血を取り除き分葉欠損の有無を調べる（特に辺縁部を念入りに調べる）。
- 全表面が平滑で灰白色の薄い膜で被われていれば完全とみる（欠損時は暗赤色の陥凹あり）。
- 重さ・大きさ・出生児の体重の約1／6位・形
- 組織の色・性状・白色梗塞・石灰沈着の有無・内出血

〈卵膜の検査〉
- 卵膜裂口以外の破損の有無（血管の断裂の有無）
- 卵膜の広さ・性状・色・厚さ・形・血管の走行・断裂
- 裂口の位置（辺縁部は脱落膜が遺残しやすい）大きさ

〈計測法〉

胎児面 …………………………… ・胎盤を平らに置き卵膜の検査をする（前記）。
・臍帯の長さの計測（付着部から断端までと新生児側の3cmを加えた長さ）。太さ（直径）：約1cm前後，長さ：約50cm
・臍帯の捻転の方向を調べる。
臍帯を両手にはさみ，縄をなうようにして捻転が強くなる時，先に出ている手が左なら左捻転とする約束ごとがある。

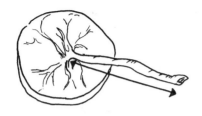

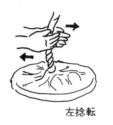
左捻転

母体面 …………………………… ・卵膜をひっくりかえして母体面を出し，前記の検査をする。
・大きさは直径の短径と長径を計る。
約15×20cm
・厚さは母体面の平均的な場所に，さしの端を刺し入れて計る。または注射針を用いる。約3cm
・重さを計る時はナイロン袋に入れて，計量器にのせる。約500g

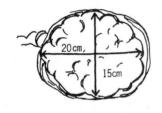

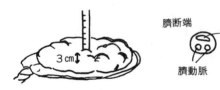

〈完否テスト〉

・シェルバク法
胎盤の母体面に熱湯をかける。欠損部は灰白色にならない。
・空気浮遊試験法
胎盤母体面を下にして，水入りの大バット内に入れ，注射筒に空気を吸入し臍帯静脈に連結後，コッヘルで固定して空気を注入すると胎盤が浮き上がってくると欠損無し。

- キュストネル牛乳試験法

  注射筒に牛乳を吸引して臍帯静脈に連結しコッヘルで固定後牛乳を注入する。欠損部からは牛乳が漏れる。

4. 留 意 点

- 血液による感染の危険を避けるため，素手で胎盤を扱わない。
- 血液の飛散による汚染を最小限にするよう，静かに胎盤を取扱う。
- 検査後胎盤をナイロン袋に入れ，血液等がこぼれぬよう袋の口を縛り，新聞紙等に包んで専用の容器に片づける。
- 観察事項・計測事項を必ず記録して責任者に渡す（助産婦には助産録記載・保存の義務があるため）。

5. 学内実習

1）学習目的

  基礎的な胎児附属物の観察・検査・計測を正しく習得し実習に活用する。

2）学習目標

  (1) 胎盤・卵膜・臍帯の観察項目・方法・判断がわかる。
  (2) それぞれの計測方法と必要性がわかる。
  (3) それぞれの計測値と正常範囲がわかる。
  (4) 胎盤組織欠損の有無の詳細な試験方法がわかる。
  (5) それぞれの検査法がわかる。

3）必要物品

  ゴム手袋，大型バット，大膿盆，プラスチック製物さし（先を斜めに切る）30cmくらい，コッヘル止血鉗子，100cc注射筒，計量器（1kgくらい），ナイロン袋，汚物入れ，胎盤（観察・完否テスト用）か胎盤模型（計測用）

4）内容

- 胎盤模型を用いて，計測と記録を行う。

5）学習課題

- 胎児附属物の発生機序・構造・機能についての復習をしておく。
- 胎児附属物と胎児の関わり（羊水・卵膜・臍帯・胎盤の機能と胎児発育・異常等）についての復習をしておく。

Ⅳ 悪露交換

1. 目的
1) 悪露の性状観察により異常の早期発見, 産褥経過を知る。
2) 外陰部の清潔による感染防止と創傷の治癒促進をはかる。
3) 清潔による爽快感を確保する。

2. 必要物品
消毒液 (0.05%オスバン液), ピッチャー, 長摂子・鉗子立て, 消毒綿球と小ケッテル, 大膿盆, 便器

3. 準備
- 術者は手洗いを行う。
- 褥婦にこれからの処置について説明する。
- 必要物品の確認をする(褥婦用の交換用パット・T字帯等も)。
- 寒冷期は便器を暖めて用いる。
- カーテンをしめ必要物品をかたわらに整える。
- T字帯を外し便器をあて, ちり紙を股間にはさませ, 被い布をかける。
- 排泄を促し終了時のインターホン連絡を依頼し席を外す。

4. 方法
1) 洗浄法

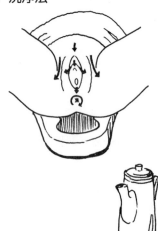

- 排泄物・悪露の観察・子宮底の輪状マッサージを行い, 悪露の排泄・子宮収縮(観察)を促す。
- 長摂子に綿球をとり, 洗浄液で恥丘⇨小陰唇⇨尿道口⇨腟入口⇨大陰唇⇨鼠径部⇨会陰部, 最後に肛門の順で消毒する。
- 別の長摂子に綿球をとり, 同じ順序で水分を吸収させる。
- 会陰縫合がある時は消毒薬を浸した綿球で創部を消毒し, 綿球や長摂子を膿盆に入れる。消毒時創部の観察をする。
- 新しいパットを当て, ちり紙で腰の下の水分を拭きとり便器を外し, T字帯(産褥用生理帯)で固

定する。使用物品等を片付ける。

5．留意点

- 外陰部（発赤・浮腫・血腫・びらん等）の観察。
- 悪露の量・色・匂い・混入物の観察。
- 子宮収縮（高さ・硬さ等）状態の観察。
- 肛門部（痔核・脱肛・疼痛の有無）の観察。
- 膀胱・直腸の充満の有無等の観察。
- 洗浄の方法は上から下へ，内側から外側へ，肛門を最後に洗浄し肛門に触れたものは不潔（感染防止のため）とし，他に触れないよう注意して片づける。
- 実施時期は分娩直後と分娩2時間後（出血が多い場合はその間適宜）及び歩行開始までは排泄毎（利尿後消毒）に行う。その後退院までは，1日1回は経過観察と自己管理の適否を確認するため行う。その他は自己管理とする。
- 環境整備のため便器等は速やかに片づける。
- 褥婦の自己管理促進のため清拭法を指導する。
- 施行時間・観察事項を毎回必ず記録する。

6．学内実習

1）学習目的

基礎的な外陰部消毒法としての悪露交換法を学び，実習に活用する。

2）学習目標

(1) 配慮すべきことがわかる。
(2) 各操作の目的がわかる。
(3) 適用がわかる。
(4) 手順がわかる。
(5) 観察事項（記録事項）がわかる。
(6) 注意事項がわかる。

3）必要物品

ピッチャー（ヤカン型），洗浄液，長摂子（袋入り）3本，綿球（袋入り），膿盆2枚，便器，被い布，内診模型

4）内容

- 内診模型を用いて，演習を行う。

5）学習の課題
- 分娩時の外陰部消毒・清拭法を予習しておく。
- 外陰部・骨盤底筋について復習する。

第 3 章

産 褥 期

Ⅰ 乳房ケア

1. 目　的
　母乳保育を確立するために，母乳の分泌促進や抑制法，および乳腺炎に対する基本的ケアができる。

2. 目　標
1）母乳保育のために母親自身で行うケアの方法がわかる。
　(1)　基底部自己マッサージ法がわかる。
　(2)　乳頭・乳輪部マッサージの方法がわかる。
　(3)　乳輪部の浮腫の取り方がわかる。
　(4)　圧抜き法がわかる。
2）母乳保育の継続または乳腺炎に対する基本的ケアができる。
　(1)　乳管開通法ができる。
　(2)　母乳分泌促進のためのケアができる。
　(3)　母乳分泌抑制のためのケアができる。
　(4)　乳腺炎に対する基本的ケアができる。
3）乳房トラブルをふせぐための全身ケアができる。
　(1)　乳房状態と関連づけて全身の観察ができる。
　(2)　全身をリラックスさせるための方法がわかる。
　(3)　指圧・マッサージ・罨法等を用いながら，妊産褥婦の全身の緊張を解き，授乳を円滑にすることができる。

3. 必要物品
　VTR「SMC方式の指導法」編　根津八紘，VTR用テレビ，椅子，タオル，ディスポ手袋

4. 準　備
- 爪を短く切りやすりをかけて滑らかにする。
- 手指を流水と石鹸で洗う。
- VTRを一通り見ておく。（20分）

5. 方　法
【母親自身で行うケア】
1）基底部自己マッサージ法

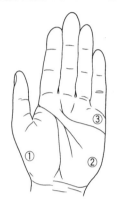

・各操作の時力を入れる手の部位

〔出典：『乳房管理学』七版，根津八紘，
　　　　諏訪メディカルサービス，1989，p.9〕

1操作

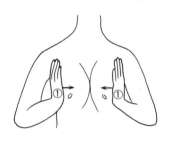 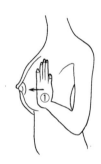

・両手掌の母指球を脇の下に近い乳房の周辺部分に当て拝むような形で胸骨側に向かって力を入れる。
3〜5回

2操作

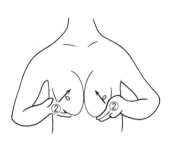 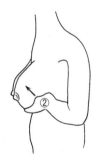

・手の位置を下方へずらして手掌の小指球を周辺部分に当て内側斜め上方に向かって力を入れる。
3〜5回

第3章　産褥期

3 操作

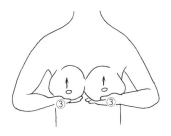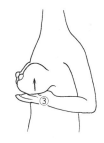

- 両側の手掌の第5指側の下方の周辺部分に当て，上方にすくい上げるように押し上げる。
  3～5回

〈留意点〉
- 乳腺体に力を加えず（疼痛を来す），ゆっくり行う。
- 1操作では胸骨上に2・3操作では鎖骨下にしわができることで基底部の可動性ができたことがわかる。褥婦は乳房が軽くなったと感じる。
- 毎回授乳前に行う。
- 痛みを感じる場合はVTRの様に片手で乳房を保護して，片乳房ずつ行うとよい。
*基底部自己マッサージ法は分泌促進の効果があるため，乳管の開通が不十分な時や分泌が多い時に行うと，乳汁のうっ滞や分泌過多を促し乳房トラブルの原因となる。従って，産褥早期でまだ乳管開通が十分でない時には十分注意して行うことが大切である。

2）乳頭・乳輪部マッサージ

〈目的〉
　乳頭・乳輪部のうっ血・浮腫を除去，柔軟化させ，新生児に飲みやすくさせ，トラブルなく吸啜させられる。

(1) 圧迫法

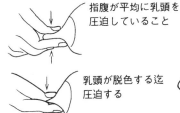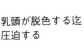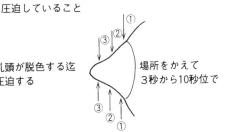

- 片方の手掌で，乳房軸を立てながら同側の第1～3指で，乳輪部または乳頭をつまみ，3秒，硬ければ5～10秒かけて少しずつ圧を加えながら圧迫，方向を変えながらゆっくり圧迫を繰り返す。1分位圧迫法を行う。

(2) 横方向マッサージ

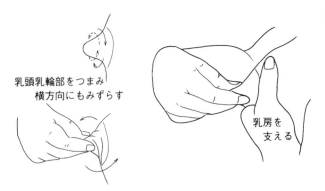

- 乳頭・乳輪部をつまみながら，横方向にもみずらす。
  5～3分

(3) 縦方向マッサージ

 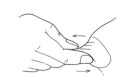

- 次に縦方向にもみずらす。
  5～3分

＊乳頭・乳頸部が固くて伸展しないと亀裂や損傷，浮腫を起こしやすい。乳房内に乳栓（乳汁成分がにきびの芯のような塊になり，乳管に栓のように詰まり乳汁の排出を阻害する）の形成や分泌過多などによる乳汁うっ滞が起こると，乳頭・乳頸部の伸展が悪くなる。従って，乳頭・乳頸の伸展性を保つための根本的なケアは，乳管の開通をはかること，児の要求に適した乳汁分泌量の調節を行うことである。

3) 浮腫の取り方

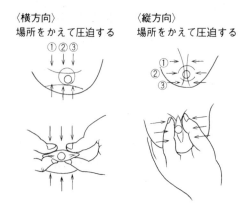

- 特にうっ血や浮腫が強い時は乳頭乳輪部マッサージの前に行う。
- 乳輪部の左右の外側から，対称的に両手の第1～3指でゆっくりつまみ，乳頭の中心部分に向かって3回に分け，左右だけでなく，上下・斜めに位置をずらしながら，ある程度柔軟化するまで行わせる。縦方向の場合は片手の第1～3指で乳輪の上方から下方にかけて3～4回くらい位置をずらしながら行う。

第3章　産褥期

〈留意点〉
- 最初はゆっくりと疼痛を覚えない程度に，ある程度したら十分もむようにしてもよい。
- 利き手と異なる手指になる側のマッサージは工夫する。
*乳輪部の浮腫は乳頭・乳頸部の伸展不良の原因と同様に，乳房内のトラブルが原因となって起こることが多い。また，しばしば過剰な搾乳や乳輪部マッサージが原因となることもある。乳輪部浮腫に対する対処としては，乳房内のうっ滞除去をはかり，浮腫部に対してはむしろ安静を保つ方が浮腫を悪化させずに早く解消できることが多い。

4）圧抜き法

　授乳中，乳房が張って辛い時に搾乳をしてすっきりする程乳汁の排出を促してしまうと，一時的には楽になっても，その後乳汁分泌は更に促進され，分泌過多を招く。そのため，搾乳せずに楽になる方法として「圧抜き法」がある。圧抜き法は妊娠中の安全な手当て法でもあり，また，断乳ケアにも行われる。

(1) 右手は右脇下，左手は左脇下へ当て息を吐くようにして，両乳房をあごの方へ向けて軽く圧する。乳房のふくらみには手をつけず，ふもとの方から軽く押し上げる。

(2) 乳輪部を軽く圧して指を合わせる「圧抜き」をする。乳汁はやや楽になる程度のすこしだけ搾乳し，絞り過ぎない。

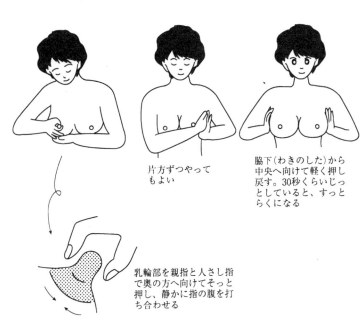

片方ずつやってもよい

脇下（わきのした）から中央へ向けて軽く押し戻す。30秒くらいじっとしていると、すっとらくになる

乳輪部を親指と人さし指で奥の方へ向けてそっと押し、静かに指の腹を打ち合わせる

※服の上からでもできます

「圧ぬき」のしかた
〔出典：『もっと自由に母乳育児』山西みな子，農山漁村文化協会，1995，p.35〕

【看護者が行うケア】
1) 乳管開通法

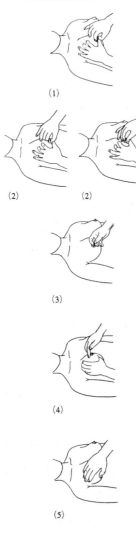

(1)
(2) (2)
(3)
(4)
(5)

目的：乳栓を泌乳口から排出させ，乳汁うっ滞や乳頭亀裂の予防をはかる。

(1) 左手で乳根部を軽く痛くない位に支えるようにつかみ，右手の母指・示指・中指の3指腹で乳頭を縦につまみ，乳頭より乳輪まで痛くないようにじゅうねつする。

(2) 同じ要領で乳頭をよじるようにもむ。右手だけ持ち替え，3指腹と乳頭が直角になるように持ち，こよりをよるようにもむ。

(3) 左手はそのままの構えで，右手は示指・中指でハマキを持つように乳頭をはさみ，母指腹で乳管の開口部を圧しつつもむ。

(4) 左手はそのままで右手の示・中・環指の3指腹で，軽く乳頭を圧入した位置で乳頭を上下，左右，斜め，輪状に動かす。

(5) 左手は同じ構えで，右手の中指か示指，時には母指腹で，乳輪から乳頭先端部に向かって軽擦する。最後に餅を丸めるように軽擦する。

＊乳管開通の最もよい方法は児に直接吸ってもらうことである。従って，頻回授乳や特にうっ滞やトラブルのある方の乳房を優先的に吸わせるようにする。漢方ではごぼう子を1日数回，5～6粒服用すると開通がよくなる。

【参考資料③】 乳栓排出による乳管開通のメカニズム

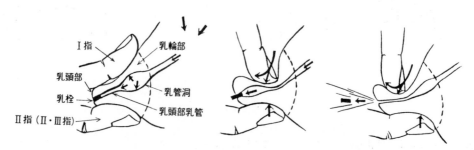

〔出典：『乳房管理学』根津八紘，諏訪メディカルサービス，1989, p.25〕

2）乳汁分泌促進のためのケア

(1) 看護者が行う基底部マッサージ

桶谷そとみ助産婦が普及した「桶谷式乳房治療手技」があり，その基本は基底部マッサージにある。しかし，その手技は熟練を要するため，ここでは誰にでもできる簡単な基底部操作の方法を示す。

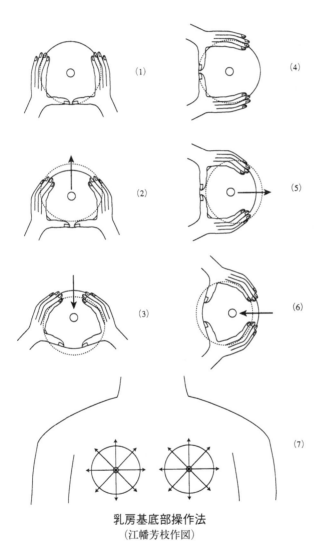

乳房基底部操作法
（江幡芳枝作図）

(1) 施術者は母親と同じ方向軸に立つ。両方の母指と他の4本の指を広げ，両手を使って片方の乳房を包むように乳房輪郭部に当てる。その際，乳房のふくらみには手が当たらないようにする。

(2) 両方の手の母指を支点として，乳房全体を顔の方向に滑らせる。その際，基底部を動かすだけで，母指が乳房のふくらみの上を滑らないようにする。

(3) 中指，薬指，小指の3本の指腹を使って，基底部を下方に移動させる。(2)(3)の操作を数回繰り返す。

(4) 施術者は母親と交差軸に立ち，母親の脇下側に母指を置き，母指を支点に乳房中心に向かって基底部を異動させる。

(5) (3)と同じ方法で基底部を脇下の方向に移動させる。(4)(5)の操作を数回繰り返す。

(6) 同様のやり方でもう片方の乳房の基底部を上下左右に移動させる。

(7) 必要あれば，同様の操作を放射線状に行う。

(2) 慶応式マッサージ
　① 目的
　　　乳腺への血液循環をよくし，乳汁分泌を促し，その流出圧を高めて乳管を開通させることを目的として行う手技である。現在はあまり行われなくなった方法であるが，乳管が開通しているにも関わらず，母乳分泌が少ない場合は温湿布と共に有効である。
　② 必要物品
　　　バスタオル（露出を最小限にするため・湿気を取るため），タオル3～4枚（湿布用等），湯（または水）入りピッチャー，シッカロール（マッサージ時のすべりをよくするため），皮膚保護用クリーム
　③ 準備
　・褥婦には説明後，洗面器・タオル等を準備させる。
　・褥婦は排泄・悪露交換を済ませておく。
　・術者は爪を切り滑らかにして手指を清潔にしておく。
　・褥婦は術者側に近寄せ仰臥位にし，胸部を開きバスタオルをかける。
　・乳房の張りが悪い時は温湿布を5～10分，皮膚にほんのりと紅がさす程度に行う。
　・温湿布で急激な乳房緊満を来たすことがあり，泌乳口が5本以上開口していないと褥婦に苦痛のみを与えたり，うっ滞性乳腺炎を誘発する事があるので注意する。
　・熱めの温湿布を行う時は，敏感な乳頭を避けてタオルを当てる。

　④ 実施

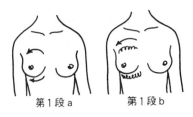

第1段a　　第1段b

　　(1) 第1段
　　・乳房周辺部の皮膚の軽擦
　　　常に胸骨側から腋窩方向に水平マッサージ・輪状マッサージを行う（乳房体は触れない）。

第3章　産褥期

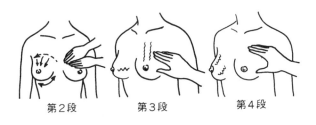

第2段　　第3段　　第4段

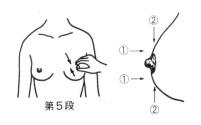

第5段

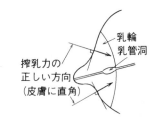

慶応式乳房マッサージの手技

(2) 第2段
- 乳房皮膚の乳管洞に向かっての軽擦法（全ての操作は胸骨から始め腋窩に終わる。これはリンパ液の循環に逆らわないため。）

(3) 第3段
- 乳腺葉の柔捏あるいは振せん法（胸骨側から腋窩側へ軽く圧迫する様に乳腺を小さく圧迫する。）

(4) 第4段
- 乳房の把握柔捏（乳腺葉を大きく把握圧迫する。これも胸骨側から腋窩側へ）

(5) 第5段
- 乳管洞への圧迫搾乳（皮膚に直角に軽く圧迫する）
- 第4段と第5段を反復して，最後に第2段第1段を行って終わる。

⑤　留意点
- 乳管が5本以上開口してから行う。
- 温湿布は乳管開口していない時は行わない。
- 第5段の搾乳は乳房が柔らかく（軽く）なる程度でやめる。
- 搾乳はピアノを弾く感じで1分位ずつ左右交互に繰り返し行う。
- 施行後使いなれたクリーム等を皮膚の保護のためにぬる。
- 乳房のふくらみにマッサージを施す場合は痛くなく，やり過ぎないこと。

3）分泌抑制のためのケア
① 圧抜き法（p.65参照）
② 冷湿布
　母乳分泌が多過ぎる場合は，乳房全体に冷湿布を施すと分泌が低下する。

穏やかに心地よい程度の冷湿布が望ましい。水で濡らしたタオル，キャベツやレタスなどによる湿布，青菜，里芋・ジャガイモ，豆腐などを利用した湿布は身近で簡便な方法である（乳腺炎のケア参照）。

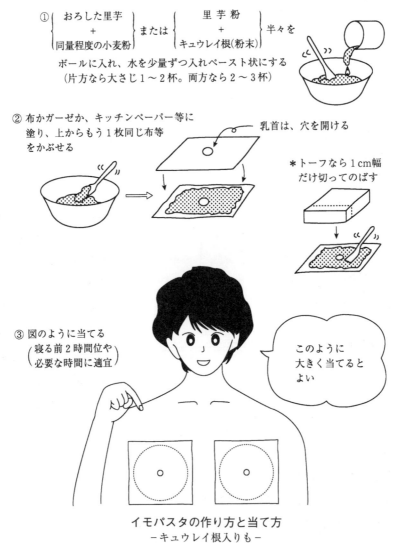

イモパスタの作り方と当て方
－キュウレイ根入りも－
〔出典：『もっと自由に母乳育児』山西みな子，農村漁村文化協会，1995, p.75〕

4）乳腺炎の予防・ケア

　乳腺炎の症状は乳房内に固いしこりができ，乳房の全体または部分に発赤・腫脹・疼痛がある。母親は体がだるくなり，時に38度を超す全身の発熱がみられる。このような症状がみられたら早期に手当てをして乳腺炎を悪化させないことが大切である。

① 冷湿布
　　乳腺炎に対するケアとしては，乳房に冷湿布を行うと症状が軽快する。その際，氷やエバーアイスなど深部まで冷やすものは避け，炎症で起きたほてりをとる程度の冷湿布にすることが大切である。湿布に用いるものとしては，キャベツやレタスなどの青菜，アロエの葉，里芸・ジャガイモのすりおろしたもの，豆腐などがある。これらは植物の持つ性質を上手に利用した湿布法であり，母親は穏やかな熱とりに心地よさを感じることが多い。キュウレイ根はクチナシを主成分にした湿布剤であるが，乳腺炎や固いしこりがある時はよく効く。
② 乳管開通法（p.66参照）
　　乳腺炎は多くがうっ滞性乳腺炎であるので，乳管の開通をはかると症状が軽快する。同時に母親には頻回授乳を勧めることが大切である。

【乳房トラブルをふせぐための全身ケア】

　乳房の観察およびケアを行う際に最も重要な事は，乳房は身体全体の一部であり，乳房の状態はその人の，その時の全身状態と深く関連している事をよく理解しておくことである。当たり前の事ですが，ややもすると，乳房に限局した局所の観察・手当てに終始しまいがちですので，「乳房ケアは全身から」という考えをしっかり持って，乳房ケアに携わる事が大切である。

1）全身の観察とケア（図1，2参照）
① 母親をベッドに臥床させ，足関節から腰部，胸から頸部へ，そして頭の向き，姿勢を観察する。
② 母親のかかとと足関節に手をあて，その部位の温かさ，冷たさを把握する。正しい姿勢を保てるように，かかとと足関節を両手で把持して，小刻みにすばやく揺らすと，母親は気持ち良さを感じ，自然と正しい姿勢になる。
③ 看護者の手を母親の体側に沿って下肢に当て，その手を背部や腹部にも当て，体の冷えの有無を観察する。下肢が冷たい時は，足温器や足浴等で体を温めると全身が弛緩して楽になる。
④ 体側から正中にむけ，手掌と指腹で快さを感じる程度の力を入れて押し上げる。
⑤ 側臥位にして，臀部から腰部，筋肉のこわばりの有無を確かめ，仙腸関節から両側肋骨弓の最後部にかけて軽擦する。
⑥ 背面を輪状に快い圧度でマッサージする。
⑦ 両側肩甲部の周囲の硬さをマッサージし，弛緩させる。

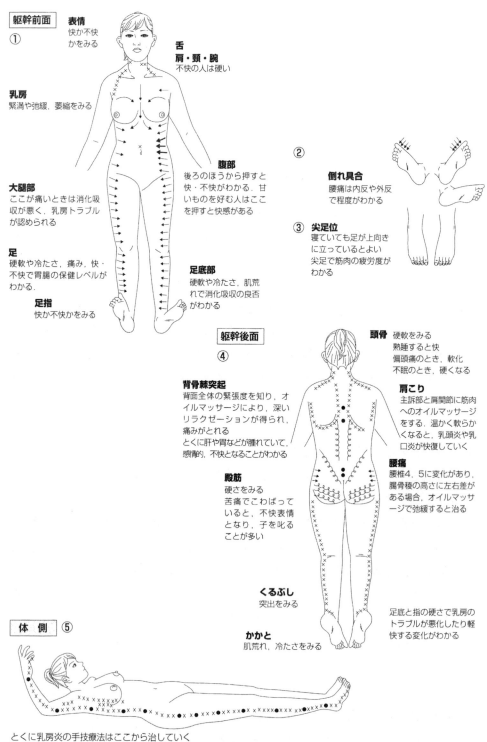

図1 身体各部への手の当て方
全身の左右対称性，硬軟，軽重，痛点，体表温度，体表湿度をみる

〔出典：『妊娠中からの母乳育児への準備とケア』山西みな子，Perinatal Care Vol.21 No.4 メディカ出版 2002〕

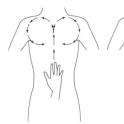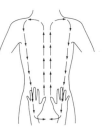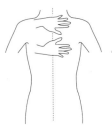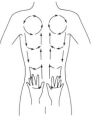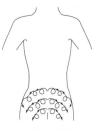

①肋骨と乳房の生理的輪郭部（周縁部）である前面，背面の頸・胸椎周辺から肩甲骨の周辺部をマッサージする

②仙腸関節から肋骨弓を経て，背面全体をオイルマッサージしながら調べる

③頸・胸椎に対して，直角に手を当てながら軽くゆらして硬軟を調べる

④背面を輪状にやや強い力でオイルマッサージを行う

⑤殿筋のこわばりを除くための小さい輪状オイルマッサージで，呼吸が楽になる

図2　背部への手の置き方と動作

〔出典：『妊娠中からの母乳育児への準備とケア』山西みな子，Perinatal Care　Vol.21　No. 4　メディカ出版　2002〕

6．学内実習
【母親自身で行うケア】

1）学習目的

　母親自身が主体性を持って母乳保育の確立ができるよう援助できる。

2）学習目標

（1）　乳房ケアの目的がわかる。

（2）　VTRのSMC法ができる。

（3）　圧ぬき法ができる。

（4）　目的と安全を踏まえ，更にやりやすい方法を考案・指導できる。

3）必要物品

　VTR「SMC方式の指導法」，ビデオ用テレビ，椅子，装着式乳房模型

4）準備

　ビデオを見ながら練習できるように椅子・テレビを配置し，学生はトレーニングウェアに更衣しておく。

5）内容

- VTRによる学習を行う。
- 指導者・被指導者と交替し，学生2人1組で演習を行う。
- 被指導者は乳房模型を装着し，乳房管理一連のものを組み合わせて行う。

【参考資料④】　SMC 法 VTR 一連の操作の流れ

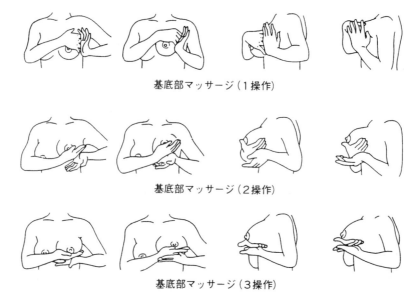

基底部マッサージ（1操作）

基底部マッサージ（2操作）

基底部マッサージ（3操作）

【参考資料⑤】　基底部マッサージによる可動性の発来

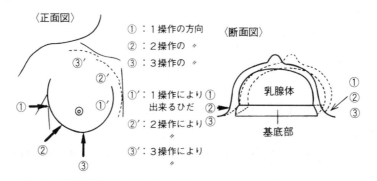

〔出典：『乳房管理学』根津八紘，諏訪メディカルサービス，1989，p.15〕

【看護者が行うケア】

1）学習目的

　　褥婦自身で行えない場合の乳房マッサージ法・手当て法を学習して実習に活用する。

2）学習目標

（1）　手技・手当て法の目的がわかる。

（2）　手順がわかり実施できる。

（3）　対象に合わせて適用することができる。

3）必要物品
- 乳房模型，バスタオル，タオル，ディスポ手袋，ビニール袋，ディスポガーゼ

4）準備
- 袖を上までたくし上げて，爪の手入れ後手指を流水と石鹸で洗う。
- 必要物品等を整える。

5）内容
- 乳房模型を使用し，演習は一連の乳房マッサージを行う。

7．学習課題
- 泌乳機序・乳房の解剖生理の復習をしておく。
- 母乳分泌の経日的変化と新生児の生理の復習をしておく。
- 母乳（初乳・成乳）及び人工乳の成分の比較・罹患率の比較について予習しておく。
- 乳汁分泌を促進する条件と制御する条件を復習し考える。
- 乳房トラブルの種類，原因，症状を復習しておく。

【参考資料⑥】 乳頭・乳房のトラブル

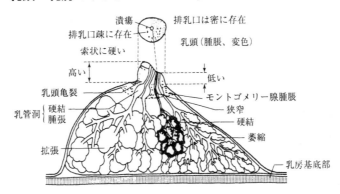

乳頭・乳房内の変化

〔出典：『桶谷式乳房管理法理論編・総論』桶谷そとみ，鳳鳴堂書店，1984，p.40（一部改変）〕

Ⅱ　産褥体操

1．目　的
1）妊娠，分娩によって伸展・弛緩した腹壁筋や骨盤底筋の回復をすみやかにし，排泄を整える。
2）全身や性殖器の復古を助長する。
3）血管循環を促すことにより，乳汁分泌を良好にし，また静脈瘤や血栓形成を予防する。
4）悪露の排出を促し，子宮復古を促進する。
5）筋肉の痛みをとり，疲労を回復する。
6）毎日適当な運動を行うことにより，心身をリラックスさせる。
7）正しい姿勢をとる習慣を再訓練していく中で，腰痛を防止・除去する。

2．必要物品
産褥体操指導用パンフレット，音楽

3．準　備
1）指導者側
（1）褥婦に体操の必要性や効果を説明し，理解させる。
（2）室内に空気を取り入れ，室温を調節する。
（3）ゆっくりした，リズムをとりやすい音楽を準備する。

2）褥婦側
（1）排泄を済ませる。
（2）腹帯やコルセット等をはずし，服装はゆったりして自由に運動できるもので，薄着で身軽になる。
（3）枕ははずす。（仰臥位で，低い枕を用いる体操もある。）

4．方　法
1）産褥体操の基本姿勢

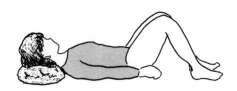

- 仰臥位をとり，膝を立て，足底を床につける。両手は軽く身体の横にそわせ，手のひらは床につける。

2）胸式深呼吸

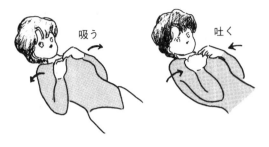

- 基本姿勢をとり両手を乳房の下に置き，胸郭をできるだけ側方に広げるようにゆっくり鼻から息を吸い込む。この時胸に置いた両手の指先が離れる。
- 吸った息をゆっくり口から吐き出す。

3）足先の運動

(1)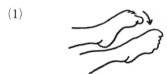

- 両下肢を伸ばす。膝の下に枕を置いてもよい。
- かかとをつけたまま，つま先を床に近づけるように伸ばす。

(2)

- 両足の裏が互いに向き合うようにする。

(3)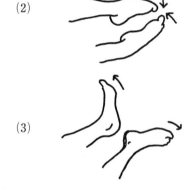

- つま先を反対側に反らせる。

4）腹臥位リラックス

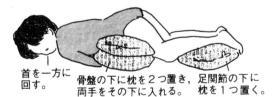

- 腹臥位になり骨盤の下と足関節に枕を置き，全身の力をぬいてリラックスする。
- 体操の最後に，この姿勢をとりそのまま眠ったり休息をとるとよい。

5）腹式深呼吸

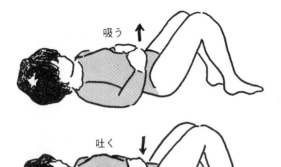

- 胸式呼吸と同じ基本姿勢で下腹部に両手を置き，下腹部に空気を十分に入れるような気持ちでゆっくり鼻から息を吸い込む。この時下腹部に置いた両手が吸気時に外方へ押し上げられる。
- 吸った息をゆっくり口から吐き出す。この時下腹部に置いた手はもとの位置へ自然にもどる。

6）足首の屈伸運動

(1) 両足一緒に

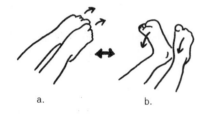

- 両下肢をまっすぐ伸ばす。
- 両足の踵を床につけたまま，両方のつま先をそろえて床に近づけるように伸ばす。
- つま先を反対側に反らせる。

(2) 片足ずつ交互に

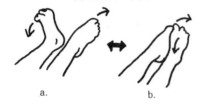

- 片足ずつ交互に(1)の運動を行う。

7）腕の運動

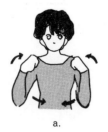 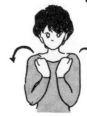

- 両腕を曲げ，手首が肩の位置にくるようにもっていく。
- 両腕で両乳房を圧迫しながら，腕で円をかくように回し，もとの位置にもどす。

第3章 産褥期

8) 仰臥位のままで頭を起こす運動

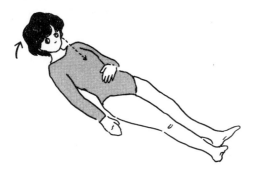

- 仰臥位になり両下肢を伸ばし，一方の手を腹部に置き，顎を胸につけるようにして頭を起こす。

9) 腹筋運動

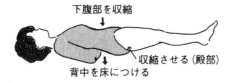
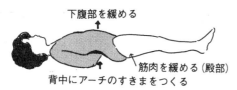

- 仰臥位になり両膝を伸ばし，両手で握りこぶしを作り背の下に入れる。
- 殿筋を収縮させると同時に，下腹部の筋肉を収縮させ，背中をしっかり床につける。
- 次に今収縮させた殿筋と下腹部の筋肉を弛緩させ，腰と床の間にトンネルを作る。この時，脊柱のアーチが大きくなるようにする。

10) 骨盤の側傾運動

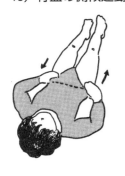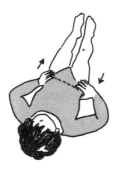

- 仰臥位になり両下肢は伸ばし，両手を腰にあてる。
- 一方の骨盤を肩の方へ引き上げる。
- 左右交互に行う。

11) 足首・足の引き締め

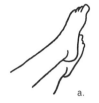 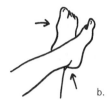

- 仰臥位になり両下肢は伸ばし，両足首を組む。
- 殿部の筋肉を引き締め，（排尿をがまんするように）つま先を緊張させる。
- 足を換えて，同様に行う。

12) 下肢の屈伸運動

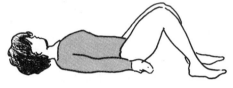
a.

- 仰臥位になり両膝を立て，両手は体側にそって伸ばす。（基本姿勢）

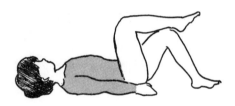
b.

- 大腿部と床とが直角になるように曲げ，一呼吸して大腿を胸に近づけるようにする。

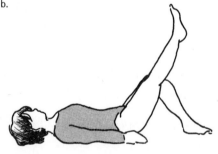
c.

- 脚が床と垂直になるように上げ，一呼吸してゆっくりと降ろす。
- 他方の足も，同様に行う。

13）骨盤の回転運動

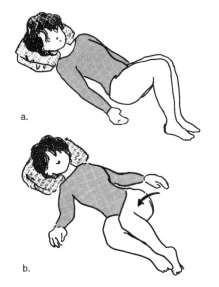

- 仰臥位になり両足を曲げ，足底は床につける。両手は手のひらを下にして，両脇に少し広げる。

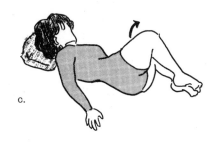

- 両脚をそろえ，ゆっくり一方に倒す。

- 一呼吸して，反対側に倒し，これを交互に行う。

5．留意点

- 分娩後の休養が終わったら，24時間以内に開始してよい。
- 最初は軽い運動から徐々に始め，産褥日数が進むにつれて運動の種類と強さをだんだん増やしていく。
- 毎日少なくとも1回5分程度，1日2～3回繰り返して行うと効果的である。
- 疲労しない程度を目安として行う。
- 褥婦の状態に合わせた体操の内容とする。
- 少なくとも産後6～8週間，できれば3か月まで続けることが望ましい。
- 体操の内容は，家庭に帰っても簡単に行え，継続してできるような内容を指導する。

6．学内実習

1）目的

褥婦に指導できるように，産褥体操の正しい指導技術を身につける。

2）学習目標
(1) 産褥体操の目的・内容が理解できる。
(2) 産褥体操が正確に行える。

3）必要物品
　　マット，診察台，枕（大）2個

4）内容
- デモンストレーションを行う。
- 演習は2人1組で行い，指導者役と褥婦役を交替する。

7．学習の課題
- それぞれの体操を行う時に使用する筋肉の名称がわかる。

産褥体操のすすめ方

1日 2～3回	当日	1日	2日	3～4日	5～6日	1週間～4週間
胸式深呼吸	(2～3回)	(3～4回)			→	産後1週間の体操をまとめ，ワンセットとして繰り返す。
足先の運動		(10回)			→	
腹臥位リラックス					→	
腹式深呼吸			(4～5回)		→	①胸式呼吸
足首の屈伸（両足，片足交互）			(10回)		→	②足のコース 4種目
腕の運動			(10回)	(腕の運動は乳房緊満あればやめる)	→	③腕
頭を起こす			(10回)		→	④お腹のコース 5種目
腹筋運動				(4～5回)	→	⑤腹式呼吸
骨盤の側傾運動				(10回)	→	1セット ～ 3セット
足首・脚の引き締め				(10回)	→	
下肢の屈伸運動					(10回) →	
骨盤の回転運動					(10回) →	

第 4 章

新 生 児 期

Ⅰ 新生児の諸計測

1．目　的
新生児の計測値から形態的な発育を把握し新生児の取扱い看護法を判断する。

2．目　標
1）新生児の生理状態を考えて計測できる。
2）安全・保温を考え，体力消耗を最小限にした計測ができる。
3）計測部位が正確にわかる。
4）正しく計測できる。
5）計測値が正常範囲内か否か判断できる。

3．必要物品
児頭計測器（骨盤計でもよい），メジャー，ノギス，身長計，体重計（1ｇ目盛り），バスタオル

4．準　備
- 各計測機器は新生児専用とし清潔に管理しておく。
- 室温・湿度を適切に調整しておく。
- 術者は清潔衣・三角巾・マスクを着用し，流水と石鹸で手洗いをしておく。手を暖めておく。
- 必要物品の調整・確認をしておく。

5．方　法

(1) 体重測定　約3kg

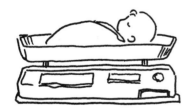

- 体重計にバスタオルを乗せて0に合わせる。
- そのバスタオルで新生児をくるみ，頭を安全に支え，両足をしっかりと把持して体重計まで運ぶ。先にお尻を体重計に安全に乗せ，次に両手をそえて安全に頭を支えて秤の上に置く。
- 目盛りを読み，体重を記録する。

- 次に先ず頭に両手をそえて安全に把持して片手を離し，お尻と足をしっかり持ち計測台に運び，お尻を先に置いてから，両手をそえて頭を降ろす。

(2) 身長測定　約50cm

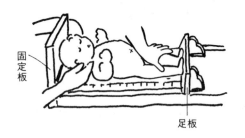

- 2人で計測する。
- 身長計の上に頭を固定板の方に置き，目尻と耳孔と眼裂が垂直になるように顎をひき固定する。
- もう1人が膝関節を伸展させて左手で固定し，右手で足板を移動させ，足の裏が垂直になるようにして計測する。
- 1人でメジャーを用いて，頭頂から脊柱・殿部・踵までを計測することもある。

(3) 胸囲測定　約32cm

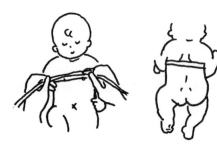

- バスタオルで露出を最小限に被い（泣かせないためと体温喪失を最小限にするため）計測する。
- 両肩甲骨下縁と両乳頭を通る周囲を計る。

(4) 肩周り測定　約35cm

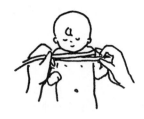

- メジャーを伸ばして背部に回し，上腕の大結節間を通る肩周りを計る。

(5) 肩幅　約9cm

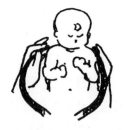

- 骨盤計で大結節間距離を計る。

第4章 新生児期

(6) 腰周り　約27cm

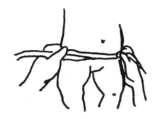

・メジャーを伸ばし，殿部に回して大転子間を通る腰周りを計る。

(7) 腰幅　約9cm

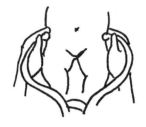

・骨盤計で両大転子間距離を計る。
裸でなければ計測できない項目は以上なので，直ちに着衣させる。

【児頭計測】

児頭骨の各径線図………骨盤計を用いて，着衣させて計る。

(1) 大横径　左右頭頂結節間距離（約9〜9.5cm）
(2) 小横径　左右冠状縫合最大距離（約7.5cm）

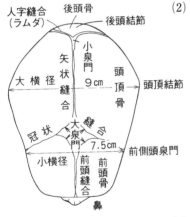
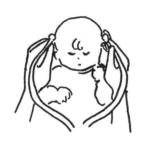
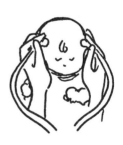

(3) 前後径　眉間・後頭結節間距離（約11cm）
(4) 大斜径　頤部先端・後頭間の最大距離（約13〜13.5cm）

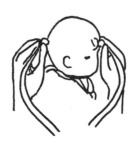
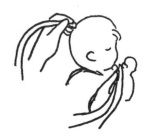

(5) 小斜径　項窩（後頭結節下）・大泉門中央間の距離（約 9 〜 9.5cm）

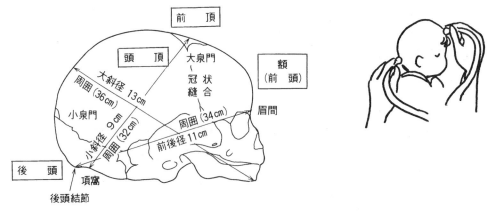

胎児の頭蓋骨

児頭の各周囲………メジャーを用いて着衣のまま計測する。

(6) 前後径周囲（約 33 〜 34cm）

(7) 大斜径周囲（約 35 〜 36cm）

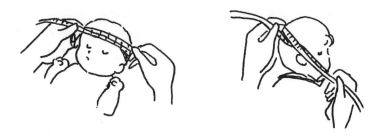

(8) 小斜径周囲（約 32cm）

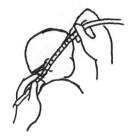

(9) 大泉門………ノギスで計測する。
　　　（約 2 × 3 cm）

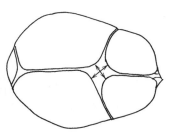

6．留　意　点

- 新生児の安全，保温，体力消耗を最小限度にすることを考えて計測する。衣類はすぐ着せられるように組んでおく。
- 感染防止を考えて，計測器は清潔に整備しておく。
- 新生児の状態を考えて計測する。
- 必要物品等手順を考えて，万端整えてから行う。

7．学内実習

1）目的

新生児の特質から計測手順を考えて実施，実習に活用できる。

2）学習目標

(1) 新生児の各計測部位がわかる。

(2) 新生児の特質を考えた計測手順がわかる。

(3) 各計測を正確に行える。

(4) 計測値の正常範囲を考えて計測できる。

(5) 必要な観察ができる。

3）必要物品

新生児模型，児頭計測器か骨盤計，メジャー，ノギス，新生児衣類一式，身長計体重計，バスタオル，計測台，記録用紙と筆記用具，新生児頭骨膜型

4）内容

- 2人1組で交替して演習を行う
- 記録

5）学習課題

- 新生児の正常姿勢と特徴を復習しておく。
- 新生児の観察事項をまとめる。
- 新生児の成熟兆候を書き上げる。
- 新生児期の発育・栄養・生理現象等を復習しておく。
- 諸計測値と，考えられる異常を復習しておく。

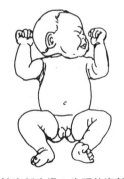

健康新生児の生理的姿勢

【観察事項】

成　熟　兆　候	異常の有無
項　　　　　目	項　　　　　目
頭髪	大泉門
鼻（キュストネル兆候）	眼　眼裂し開 　　　落陽現象 　　　上方凝視
耳介軟骨	
皮膚	眼球結膜の出血
皮下脂肪	鼻
産毛	口唇
女児　　大陰唇の発達	口蓋
男児　　陰嚢に精巣が2つ下降している	胸鎖乳突筋
爪　　　指尖を越す	姿勢
反射　　モロー反射 　　　　ペレー反射 　　　　哺乳反射 　　　　把握反射	肛門
	脊椎
	四肢の指の数

【アプガースコア】

点　数	0	1	2
心拍数	なし	緩徐（100以下）	正常（100以上）
呼吸数	なし	弱々しい泣き声	強く泣く
筋緊張	だらりとしている	いくらか四肢を曲げる	四肢を活発に動かす
反射性	なし	顔をしかめる	泣く
皮膚色	全身蒼白 暗紫色	軀幹淡紅色 四肢チアノーゼ	全身淡紅色

判定（生後1分，5分に採点する）
　　8点以上を正常　7〜6点以下を仮死と考える

第4章　新生児期

Ⅱ　新生児の扱い方

1．目　的
新生児の特徴を理解し，新生児の取扱いが安全に行える。

1）抱き方

(1) 必要物品

気温に応じておくるみ，ベビー毛布，バスタオル等

(2) 方法

・両手を頭の下へ差し入れる。

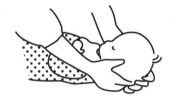

・左（右）手掌で後頭部と頸部を支え，右（左）手で殿部を支え抱き上げる。

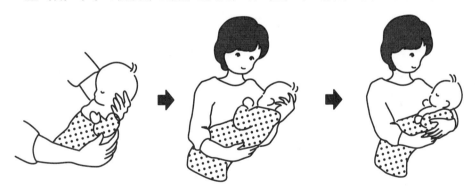

・左（右）肘に児の頭をのせ，左（右）前腕で児の背部から腰を支える。

・右（左）手掌を広げるようにして，殿部をしっかり支え，斜め横抱きとする。

(3) 留意点

・首がしっかりすわるまでは頸部の支持をしっかり行う。

・抱いた時，児の腕や足の自然な動きを妨げない。

- 児の股関節や膝関節を曲げた型で抱く。
  （M型肢位の保持）
- 児の体を自分の体につけ，できるだけ接触面が大きくなるように抱く。
- 児の目を見つめ，笑いかけるようにする。
- 動作は静かに行い，荒っぽい動作で抱いたり，激しく揺すったりしない。
- 新生児や月齢の小さい乳児では，おくるみを使うと抱きやすく，安定感があり保温性がある。

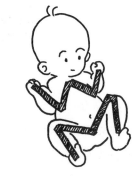
－新生児の自然な屈曲肢位－

2）寝かせ方

（1）方法

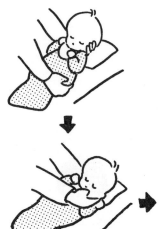

- 抱いたまま児の殿部を下に降ろす。
- 左手で上半身を支えたまま，右手を後頭部へ移動する。
- 左手を後頭部に移し，両手で静かに頭を下に降ろし，静かに手を抜く。

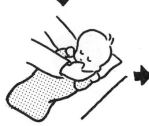 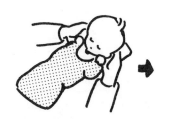 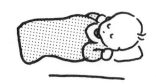

（2）留意点

- 哺乳後は，必ず横に向ける。
  横に向ける場合は首だけ向けるのでなく，体全体を横に向け，背中に毛布・タオルケット等をロール状に丸めたものを置くとよい。
- 横に向かせる場合は左右交互に行う。

- 寝かせ方は仰臥位で腹臥位（うつ伏せ寝）でもよいが，一般的には仰臥位で寝かせる場合が多い。
  腹臥位にした場合には，必ず顔を横に向ける。特にふとんは堅いものを使用し，必ず誰かが監視しなければならない。

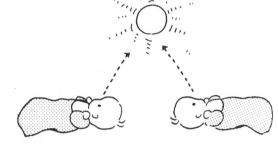
－うつぶせ寝－

- 頭の変形を防ぐために，光線等の位置を考慮して（明るい方を向く）ベッドの向きを変えたり，おもちゃの位置を変えたりしてみる。
- 衣類や寝具等の環境を整え，必要に応じて哺乳させたり，入浴させたりおしめ交換を行い，空腹や不機嫌になる原因を取り除く。
- 寝る時に落ち着いた気分でいられるようにする。
- なかなか寝ない時にはリズミカルに胸部をたたいてやったり，静かに子守歌を歌ったりして，穏やかな雰囲気をつくる。

3）衣類の着脱法
(1) 必要物品

　　上着，下着，おむつ，おむつカバー

(2) 方法

- 上着と下着を重ね袖を通し，おむつカバーの上へおむつを置いて，すぐ着せられるように重ねて広げておく。
- 着ている衣類のボタンまたはひもをはずす。
- 児の手首を衣類の内側より軽く手で持ち，肘を曲げて袖を脱がせ，他方も同様に行う。
- おむつをはずす。
- 準備した衣類の上へ寝かせる。

- 児の手を通すが，このとき袖口より自分の左手を入れ，右手で児の右手首を軽く持ち，肘を曲げて袖に入れる。（送り袖）
- 児の右手首を右手から左手に持ち換え，袖の腋窩の部分を押さえながら袖を通す。（迎い袖）
- 左手も同様に行う。
- 背部のしわを作らないために，一側の前を骨盤のところで押さえ，殿部を持ち上げて後ろの衣類を引っ張る。
- 内側のひもを結び，他方の前合わせひもを結ぶ。
- 上着も同様にして前を合わせ，ひもを結ぶかボタンをかける。

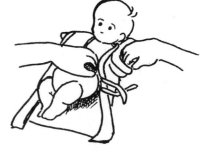
－送り袖・迎い袖－

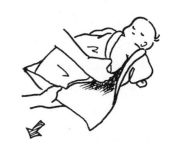

(3) 留意点
- 手が冷たい場合暖めておく。
- 室温に気をつける。
- 背部にしわをつくらないようにする。

4) おむつの当て方

(1) 必要物品

布おむつ，おむつカバー，温湯，脱脂綿またはガーゼ，ポリバケツ（蓋付き）

(2) 方法
- 新しいおむつ，おむつカバーを用意する。
- 衣類の裾を開き，下半身を出す。
- おむつカバーを開け，おむつを広げる。
- 便・尿で汚染している部分を確認し，きれいな部分で前から後ろへ拭き，便を取り除く。（前→後）

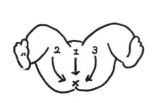
－お尻の拭き方－

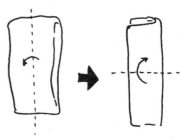
－長方形おむつ－

- 殿部を温湯に浸した脱脂綿かガーゼで汚れをきれいに拭き取る。
- 拭いた後は，水分をガーゼ等で拭き取り，必ず十分乾燥させる。
- 殿部の下へ手を入れて持ち上げ，新しいおむつと交換する。
- 足が自然にＭの字の形に曲げたままおむつを当てる。
- おむつを当てる時男児は前の方，女児は後ろが厚くなるようにし，臍にかからないように，できるだけ小さくまとめる。
- おむつカバーも臍の下になるように止める。

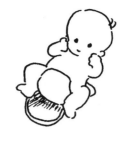
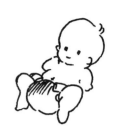

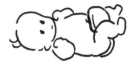
男児－前を厚くする。

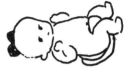
女児－後ろを厚くする。

(3) 留意点

- おしめを当てた時，腹式呼吸を妨げたり，下肢の運動を制限しないように気をつける。
- おむつがおむつカバーからはみ出さない。
- 交換時，便・尿の性状を観察する。また，股関節の異常にも気をつける。

―― おむつかぶれの予防と対策 ――
*汚れたおむつを長く当てない。
*殿部をお湯に浸した脱脂綿またはガーゼで拭いた後，水分を十分に拭き取り乾燥させる。
*殿部が赤い時は，きれいに殿部を拭いた後，うすくベビーパウダーを散布する。(パウダーが固まって皮膚につかないように注意する)
*おむつは洗濯のすすぎを十分に行い，日光でよく乾燥させる。

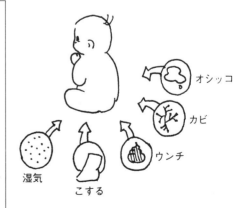

5）授乳

【哺乳ビンを使用する場合】

(1) 必要物品

　　（背もたれのある椅子），哺乳用ガーゼハンカチ，調乳したミルク哺乳びん（消毒済み），乳首（消毒済み）

(2) 方法

- 乳汁の温度が適温であるか，前腕に1～2滴落とすか，前腕内側または頬に哺乳びんを当ててみる。
- びんをよく振り，乳首からの流出状態をみる。
  乳汁の滴りが連なって落ちるのが適当である。
- 児を抱き（背もたれのある椅子に座り）安定した楽な姿勢をとる。
- 児を半座位にして，児の頭部がきき手の反対側の前腕にくるようにして，体にそわせて安定した状態で抱く。（椅子を使用する場合は，児の頭を支えている腕の方の足を上にして組み，児の殿部を膝で固定する。）
- 児の顎の下にガーゼをはさむ。
- きき手で哺乳びんを，親指と人差し指がびんの底側にくるようにして持つ。
- 児の口角または口唇を乳首で刺激し，反射で口が開いたら乳首を舌の上にのせる。
- 乳首が完全にミルクで満たされているような角度で哺乳びんを持って与える。この時，児体に45度の傾斜をつけて抱くようにする。授乳中は，児の目や顔を見つめながら与える。

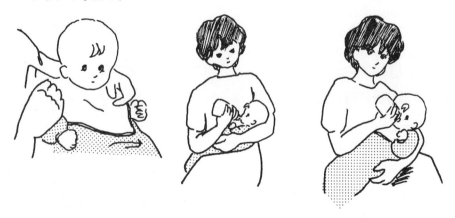

- 飲み終わったら，乳児の背中を下から上へ静かにさするか，やさしくたたき，排気（ゲップ）をさせる。

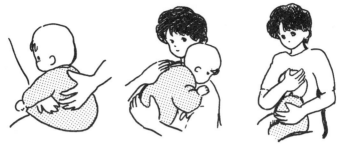

－排気のさせ方－

(3) 留意点
- 最初5分位は休まずに哺乳するが，その後は休み休み楽しみながら哺乳するので，途中でつついたりせず，ゆっくりした状態で授乳させる。
- 授乳中乳首がへこんだら，乳首を乳児の口から離し，空気を入れてもとにもどす。
- ミルクを嫌がる時には強制しない。飲み残しは処分する。
- 哺乳後の吐乳に注意し，哺乳後は静かに寝かせ，十分観察する。
- 授乳後，乳首は裏返してもみ洗いし，哺乳びんのキャップのネジの部分については特に注意し，十分にすすぐ。
- 児は哺乳時に空気を飲みやすく，胃はつつ状をしているので，哺乳後に飲み込んでしまった空気を出してやることが必要である。

従って，授乳後は必ず排気（ゲップ）を行う。

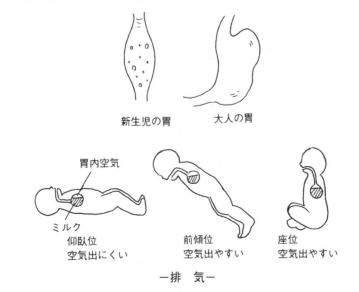

－排　気－

【母乳栄養】
(1) 必要物品
　　背もたれのある椅子，クッションまたは座布団，温湯でぬらした乳頭清拭用タオルまたはガーゼ
(2) 方法
- 爪を短く切り，流水と石けんで手指を洗う。
- 乳頭を中心に乳房全体を清拭する。
- 効果的な吸着ができるように，乳頭だけを児に含ませるのではなく，乳輪部まで深くくわえさせる。
（参照：図1　効果的な吸着を行うための児の位置）
（参照：図2　効果的な吸着の方法）
- 抱き方については，母親の乳頭や乳房の形態，児の吸着・吸啜状態，母親や児の安楽などを考慮して，それぞれにあった方法を選択する。

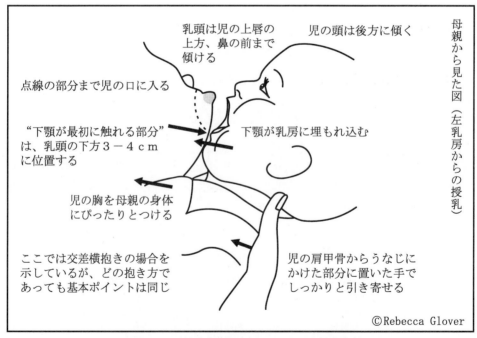

図1　効果的な吸着を行うための児の位置
［出典：水井雅子：ポジショニング（授乳姿勢，抱き方）とラッチ・オン（吸着，含ませ方，吸い付かせ方），NPO法人日本ラクテーション・コンサルタント協会，母乳育児支援スタンダード，医学書院，2007，p.181］

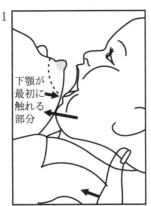

児の下顎が先に乳房に触れる角度で、乳頭を児の上唇の上方、鼻の前にもってくる。児の唇とあごを、乳房と乳輪で刺激する。

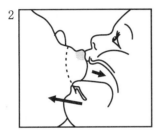

児が口を大きく開け、舌を下げるのを待つ。児の肩甲骨からうなじにかけた部分を支えた手で、すばやくしっかりと乳房に引き寄せる。

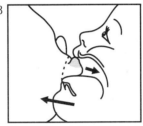

児の下唇は、十分に乳頭の3-4cm下方に位置させる（児の下唇が乳頭から下方に位置し、より深く吸いつかせることができれば、児は乳房をより大きく口に含む）。

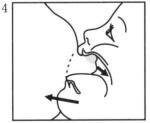

児の下顎が乳房に埋もれ込み、乳頭が上唇をかすめるか、やや折りたたまれるように口の中に入るようにする（必要なら、上部に置いた指で乳房の一部分を押して乳頭の角度を変えて、乳頭が児の口蓋に向かうようにしてから口の中に優しく誘導する）。

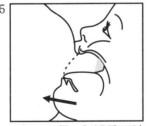

こうして、児の舌が乳房の下方にうまくおさまり、乳頭が軟口蓋付近まで入り、児は適切な吸着状態で吸啜を開始する。

©Rebecca Glover

図2　効果的な吸着の方法

［出典：水井雅子：ポジショニング（授乳姿勢，抱き方）とラッチ・オン（吸着，含ませ方，吸い付かせ方），NPO法人日本ラクテーション・コンサルタント協会，母乳育児支援スタンダード，医学書院，2007，p.182］

① 横抱き

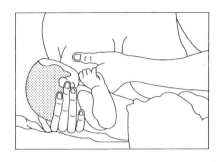

一般的によく行われている方法である。

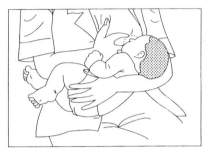

② 立て抱き

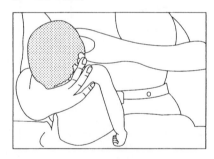

乳房や乳頭が小さい場合など，児が母親と向き合い立つような格好で飲ませると，乳頭を充分深く吸啜させることができる。

③ 脇抱き（フットボール抱き）

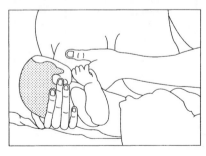

児を脇から抱え込むような格好で行う方法で，児の背中にクッションか座布団を折って当てると，行い易くなる。

・飲み終わったら，排気を行う。

2．学内実習

1）目的
　　新生児の取扱いが安全に正確に行える。

2）学習目標
　(1)　新生児の取扱いの方法がわかる。
　(2)　新生児の取扱いが安全にできる。
　(3)　新生児の取扱いについての指導ができる。

3）必要物品
　　新生児人形，バスタオル，おむつ，おむつカバー，上着，下着，脱脂綿，温湯洗面器，ゴミ入れ，哺乳用ガーゼハンカチ，哺乳びん，乳首，コット，毛布背もたれのある椅子

4）内容
- 抱き方，寝かせ方，おむつの当て方，授乳時の抱き方，排気のさせ方について新生児人形を用いて演習を行う。
- 母乳栄養については，乳房模型を装着し，新生児人形を用いて演習を行う。

Ⅲ 新生児の身体の清潔－沐浴法・清拭法

1. 目　的
1）全身を清潔にする。
2）血液循環を活発にする。
3）全身の観察を行う機会とする。

【沐浴法】
1）必要物品

　　ベビーバス1，ボール2，石鹸2（沐浴用，手拭き用），毛布1，バスタオル1，タオル2（沐浴用，手拭き用），ガーゼハンカチ2（顔拭き用，湯ざまし用）ビニール布1，清潔な着物一式，浴温計

　　沐浴トレイ…｛消毒用アルコール，ベビーオイル，綿棒，脱脂綿
　　　　　　　　ヘアーブラシまたはくし，小ゴミ入れ

　　哺乳びん及び乳首（湯ざまし），脱衣入れ（蓋付き）2

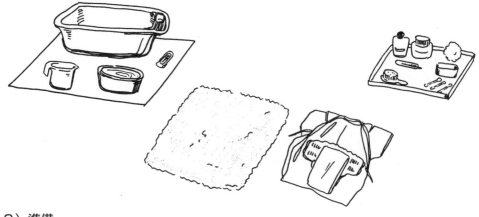

2）準備
（1）施行者の準備
・爪を短く切り，やすりをかけておく。
・排泄を済ませる。
・肌を傷つけるような，ネームプレートや指輪ははずす。
・身支度をし，手洗いをする。
（2）沐浴の準備

- 室温の調節をする。（26〜28℃）
- 必要物品を適当な位置へ配置する。
- 新生児着物とおむつ一式を着る順序に重ね，その上へバスタオルを重ねておく。
- 浴槽内に，湯（夏－38〜40℃，冬－40〜42℃）を2／3程度ためる。
- 顔拭き用ボール内の湯は，浴槽からくむのでなく，あらかじめ新しい湯をくんでおく。

(3) 新生児の準備
- 児の衣類を脱がせながら全身の観察を行い，体重測定を行う。

3）方法

(1) 児の固定

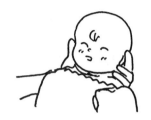

- 児の胸部から上肢にかけてタオルで被う。
- 左手の母指と示指・中指とで耳をふさいで，頭を支える。

(2) 身体を浴槽の中に入れて，暖める

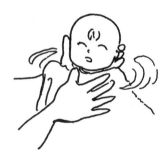

- 湯につける前に，温度の確認をする。
- 児をタオルでくるんだまま，首を立てて足から静かに湯の中に入れ，肩までつけゆっくりと暖める。

(3) 顔を拭く

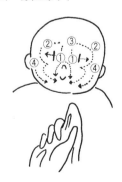

- 目頭から目尻へと拭く。
- 目やにがあれば，ないほうから手指の指腹にガーゼをよく巻いて拭く。
- 1回拭くごとにガーゼの洗い面を変える。
- 額→目の下→頬→口の下にかけて「3の字」を書くように。
- 眉間から鼻部にかけて鼻の下をとおり口の下まで「8の字」を書くように。

- 額から耳の下を通って顎の下を半円を書くように。

(4) 頭を洗う

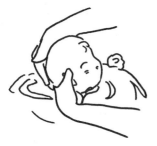

- 右手をそえて，髪のはえぎわまでつける。
- 右手の手掌で石鹸を泡立てながら，頭を輪状に洗い，石鹸分をおとす。
- ガーゼをしぼって頭の水分を拭き取る。

(5) 体の前面を洗う

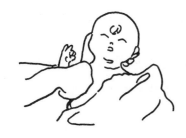

- 石鹸を手の中で泡立てて洗っていく。
- 頸部→腋下→上肢→胸・腹部→股間→下肢の順に手早く洗い，そのつど石鹸分をおとす。

(6) 体の後面を洗う

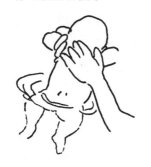

- 右手の4指を児の左腋に差し入れて左腋を持ち，右掌で児の体を支えて，児をひっくり返し背中を上に向ける。
- 左手で石鹸を泡立て，背部→殿部を洗い石鹸分をおとす。

(7) 暖めて石鹸分をおとす

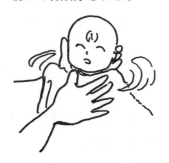

- 左手の母指と示指・中指を児の耳にあて，後頭部と背部を左手で支えながら，右手とで児の体をはさむようにして，児をもとの位置にもどす。
- 洗った順に石鹸をおとす。
- 湯の中で2分間位暖める。

第4章　新生児期

(8) あがり湯をかける

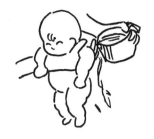

- あがり湯の温度の確認。
- 児の左側の脇を右手で持ち，児の両腕・顎を施行者の前腕にかける。
- 足が湯舟につからないようにする。
- あがり湯を殿部から背部に向かって，たっぷりかけていく。

(9) 臍の処置

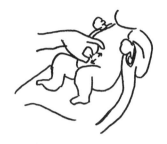

- 体は大きく押さえ拭きし，特にくびれているところは念入りに拭く。
- 着物の袖だけを通しておく。
- 臍を上下に十分開いて，臍の中をアルコール綿で十分清拭する。

(10) 陰部の処置

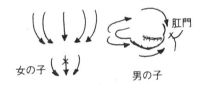

- 綿花にベビーオイルを少量つけ，よく浸透させる。
- 薄くさいて用いる。
  1回1回，綿花を替えて拭く。

(11) 着衣

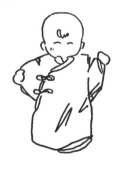

- 足の運動を妨げないように小さくまとめる。
- おむつカバーよりおしめがはみ出さないようにする。
- 臍はおむつより出す。
- 背部にしわを作らないように，一側の前を骨盤のところで押さえ，殿部を持ち上げて引っ張る。

(12) 耳の処置

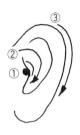

- オイル綿で内側外側，また後ろまで拭く。
- 耳の入り口を気をつけて拭く。

(13) 鼻の処置

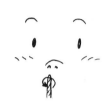

- 綿棒にオイルをつけ，よりのかかった方向へ回しながら，鼻汁を綿棒にからめるようにしてとる。

(14) 整髪

- 髪の流れにそって整髪する。

(15) 湯ざましを与える

- 落ちついた気分で児を抱き上げ，胸当てをして飲ませる。
- 児の姿勢を正して排気させる。

4) 留意点

- 入浴前に新生児の身体の観察を自然光のもとで十分に行う。
- 有熱時やその他の異常のある場合は，沐浴は行わず清拭をする。
- 室温は20℃以上とし，すきま風の入らない場所で行う。
- 空腹時（授乳直前），満腹時（授乳直後）の沐浴は避ける。授乳後1時間～1時間半，経過している。
- 沐浴時間は，午前10時～午後2時頃がよい。
- 沐浴時間は，児が疲れるため長くし過ぎず，浴槽に入れる時間は5分以内とする。
- しわの多い部分は特に丁寧に洗う。
- 臍部からの感染に留意する。

【清拭法】
何らかの理由で沐浴することができない児に対して行う清潔法である。
1）必要物品
　　清拭用小タオル5～6枚，スキナベープ，石鹸1（手洗い用），毛布1バスタオル1，
　　タオル2（手拭き用，児の上掛け用），ボール2
　　ガーゼハンカチ2（顔拭き用，湯ざまし用），清潔な着物一式
　　浴用トレイ（沐浴の項に準ずる）
　　哺乳びん及び乳首（湯ざまし），脱衣入れ（蓋付き）2
2）準備
　(1)　施行者の準備
　　　沐浴の項に準ずる。
　(2)　清拭の準備
　・顔拭きボールの中へ適温のお湯を準備する。
　・清拭用タオルをスキナベープをとかしたできるだけ熱い湯（約50℃）の中につけ，
　　しぼってボールの中に準備する。
　　他は，沐浴の項に準ずる。

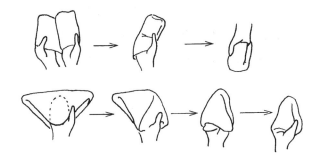

－清拭用のタオルの巻き方－

3）方法
　(1)　顔拭きガーゼで児の顔を拭き，清拭用タオルを用いて頭を拭く。
　(2)　脱衣させ，児をタオルで被い，バスタオルの上へのせる。
　(3)　不必要な露出を避けながら，次の手順で体を拭いていく。
　　　頸部→上肢→胸・腹部→背部→下肢→外陰部→殿部
　(4)　拭いた後，バスタオルで水分を拭き取り，着物の袖だけを通しておく。
　(5)　臍の処置　　　　　（沐浴の項に準ずる）
　(6)　着衣　　　　　　　（　　〃　　　）
　(7)　耳の処置　　　　　（　　〃　　　）
　(8)　鼻の処置　　　　　（　　〃　　　）

(9) 整髪　　　　　　（沐浴の項に準ずる）

(10) 湯ざましを与える（　　　〃　　　）

4）留意点
- 隙間風を避けると同時に，室温に注意する。（室温は沐浴と同じ）
- 体温の低下・体力の消耗を避けるため，できるだけ短時間で行う。
特に体温が下がりやすいので，動作は手早くし，露出をなるべく少なくするためにタオルで被い，保温に注意する。

2．学内実習

1）目的

新生児の生理的特徴を理解し，新生児の清潔法が安全に正確に行える。

2）学習目標

(1) 新生児の観察項目および方法がわかる。

(2) 新生児沐浴が実施できる。

(3) 新生児の清拭が実施できる。

3）必要物品

〈沐浴〉

浴槽（サニタブ），ピッチャー，顔拭きボール及び顔拭きガーゼ，毛布1，バスタオル1，タオル1，交換用着物一式，ベビー石鹸，浴温計，体温計，イクテロメーター，ケッテル（乾綿入り），湿布缶（70％アルコール綿入り），摂氏立て，摂氏

沐浴トレイ…ベビーオイル，シャーレ（乾綿とアルコール綿入れ用），ヘアブラシ，綿棒（乾綿で作る）

〈清拭〉

清拭用小タオル5～6枚，スキナベープ，毛布1，バスタオル1，タオル1（児の上掛け用），ボール2，ガーゼハンカチ1（顔拭き用），交換用着物一式，沐浴トレイ（沐浴の項に準ずる）

4）内容
- 演習は，沐浴法と清拭法を行う。

3．学習の課題
- 新生児の生後1週間の生理的変化について，学習してくる。

第 5 章

その他

Ⅰ マンスリービクス・ビディグ体操

1. 目 的
1) 血液循環の改善による骨盤内の充血の解消と，筋肉や靭帯の弛緩をはかることにより，月経痛を緩和する。
2) 体を動かすことにより，精神的弛緩をはかる。

2. 必要物品
トレーニングウェア，カーペット（マット），椅子，音楽

3. 準 備
1) 指導者側
(1) 体操ができるように環境を整える。室温，湿度，部屋の換気の調整を行う。
(2) 音楽を準備すると効果がある。
2) 被指導者側
(1) 排尿便を済ませゆったりした気持ちで行う。
(2) 楽に運動できる服装を準備する。

4. 方 法
【マンスリービクス】
1) 内容
(1) 呼吸法

A．椅子に座って（椅子に浅く腰掛ける）

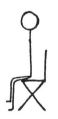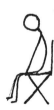

- 息を吸いながら上体を伸ばして胸をはる。
- 息を吐きながらお腹をへこませ上体を前にリラックスさせる。
以上を4回繰り返す。

B．仰向けで

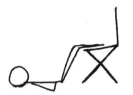

- お腹の上に両手をのせ，ゆっくりと腹式呼吸を行う。

(2) 腰の体操

① 立った姿勢

A．腰を前後に動かす

a．踵を床につけ肘を伸ばしたままで行う。

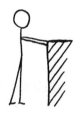

- 用意。

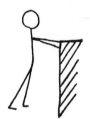

- 腰を前に押し出す。
- もどしてゆるめる。
   8呼間で4回繰り返す。

b．腰のリラックス。

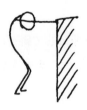

- つづいて上体を前に腰を後ろに引きながら両膝を曲げ，頭を中に入れて臍を見る。背中や腰椎をリラックスして伸ばす。

第 5 章　その他

B．腰を左右に動かす
　a．両膝を伸ばしたまま腰を横に動かす。

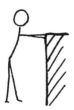
・両膝を伸ばしたまま腰を右に

・両膝を伸ばしたまま腰を左に押し出す。

　b．両膝を軽く曲げたまま腰を横に動かす。

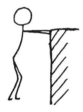
・右に

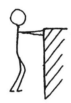
・左と骨盤を傾斜させる。

C．腰まわし（肘は伸ばして行う）

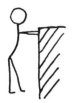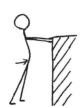
・腰を右に

・腰を前に

113

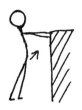 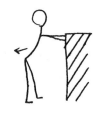

- 腰を左に

- 腰を後に

② 椅子を使って

　A．片足あぐらで腰を前後に

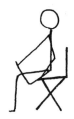 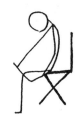

- 片足あぐらで上体を引き上げ腰を伸ばす。
- 大きく息を吐いてゆるめる。
  以上を繰り返す。

　B．ツイスト伸ばし

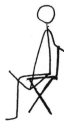

- 左足を右膝の上に組み上体を左にねじり右手は左の膝，左手で椅子の背を持つ。
- 左肩を後ろに引き，上体を伸ばしながらねじる。

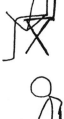

- ねじったまま上体を斜め前に曲げてリラックスする。
  以上を繰り返す。
- 次に足を変えてA・Bを行う。

③ 四つ這いの姿勢

　A．ネコの背中（骨盤を前後に動かす）

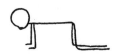

- 用意で，両手・両足を腰幅に開き，床と垂直につく。

第5章 その他

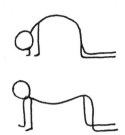

- 背中を丸く，頭を中に入れる。
  息を吐きながらお腹をしめ腰を伸ばす。

- ひと息入れた後，静かに息を吐きながら背中を
  ゆるめ，体を反らしながら顔を上げる。

B．腰を左右に，アコーディオン

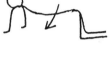

- 腰を右肩の方向に動かしながら，右肩と右腰を
  ちぢめる。

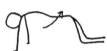

- 反対に左肩と左腰をちぢめる。

C．体の水平まわし

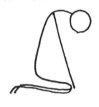

- 用意で，手を前の床においたまま，正座してう
  ずくまり，腰や背中の筋肉をゆるめる。

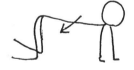

- 腰を浮かして右に動かす。(重心を右膝，続い
  て右手に)

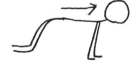

- 腰を前に（重心を右手から両手に移す）

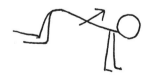

- 腰を左に（重心を左手に）

115

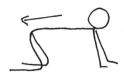
- 両足に重心をかけて，腰を後ろにする。

(3) リラックス&ロールアップ

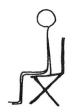
- 用意で，足を腰幅に開く。

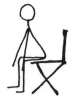
- 頭を上げたまま，腰を前に押し出しながら徐々に曲げていく。

- 腹，胸，頭と順にリラックスし，上体を深く前に曲げて体の力を抜く。

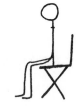
- 腰から背骨を徐々に起こして，最後に頭をもどす。（ロールアップ）

(4) ヒップスウィング

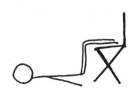
- 用意で，仰向けに寝て，足を椅子の上に乗せ，両手は体の側に開き，手のひらを下に，床を押さえる。

第5章　その他

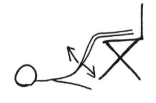

・腰を浮かして右にスウィング
左にスウィング
右に
左に

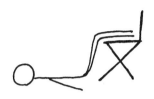

・腰をおろして休み，全身の力を抜いてリラックスする。

(5) 仰向けの姿勢
　① 膝抱え
　　A．肩膝抱え

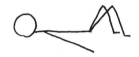

・用意で，仰向けに寝て両足をそろえて曲げ，膝を立てる。

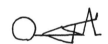

・右手で右膝を外側から持ち，右肩の方向に斜めに抱え込むように曲げる。
・用意の姿勢にもどす。

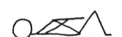

・足をかえて，左足を左肩の方向に抱え込む。

　　B．両膝抱え

・両膝を外側から両手でかかえて，両脇の方向に引き寄せる。

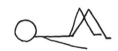

・静かにおろして，リラックス。

　② すべり台

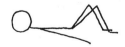

・両膝を立て，膝の間を腰幅に開く。
　腕は手のひらを下に，床を押さえる。

117

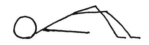
- 軽く息を吸い，静かに吐きながら腰を上げる。腰から膝までが一直線になるようにする。

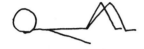
- 静かにもどす。

③ さか立ちツイスト

- 両膝を曲げながら，腰を上げる。

- 両膝を曲げて，腰を右に左にねじってツイストする。

- そっと降ろす。
  または，できる人は頭の向こうに足を置く。
  足，腰をリラックスする。

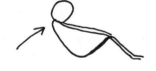
- 静かにボールを転がすように腰を降ろしながら上体を起こす。

- 背すじを伸ばしながら息を吸う。

第5章　その他

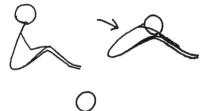

- 息を吐きながら，徐々に体を前に曲げ，上体をリラックスする。

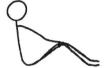

- お腹を締めながら，腰からだんだんにおこしロールアップ。

2）留意点
- 自分にあった体操を，1つでも2つでも自由に選んで行う。
- 月経中だけでなく，毎日続けて行う。
- 体操は深呼吸で始め，深呼吸で終わる。

【ビディグ体操】

【パターンⅠ】

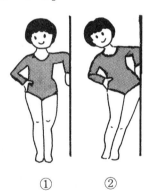

①　左腕は直角に壁面につけ，右手は親指を前にして腰へ。
②　右手の4本指で骨盤を前方に押しながら，腰を壁につける。

【パターンⅡ】

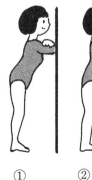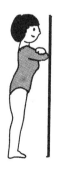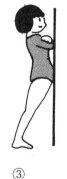

①　つま先を揃えてまっすぐに立つ。
　　両腕を四角に組んで，壁にぴったりつける。
②　背骨を骨盤の上にのせるつもりで，まっすぐ伸ばす。
③　お腹を壁に押しつける。
　　②③を3回繰り返す。

119

5．学内実習

　1）目的

　　　月経痛に対する体操療法を知り，自分自身を含めて実践する能力を養い看護に活用する。

　2）学習目標

　　(1)　月経痛を緩和する方法としてマンスリービクス・ビディグ体操の内容を理解する。

　　(2)　マンスリービクス・ビディグ体操が正確に行える。

　　(3)　マンスリービクス・ビディグ体操が指導できる。

　3）必要物品

　　　ビデオテープ「マンスリービクス」監修指導　松本清一，トレーニングウェア，マット，椅子

　4）内容

- 問診表を記入する。
- ビデオ（マンスリービクス）を見る。
- 2人1組で演習を行い，指導者役と被指導者役を交替する。

6．学習の課題

- 月経時の随伴症状のおこる原因を復習してくる。

Ⅱ　受胎調節

1. 目　的
1）女性の性周期を理解する。
2）自分の性周期を知り，主体的に生活設計に取り入れることができる。
3）家族計画の意義を理解し，受胎調節の方法を学ぶ。

2. 目　標
1）月経周期の計算方法がわかる。
2）性周期に関わる自覚症状の意味がわかる。
3）荻野学説の意味と，その利用方法がわかる。
4）基礎体温法の意味とその正しい利用方法がわかる。
5）各種避妊法がわかる。

3. 方　法
【性周期】
1）月経周期
・月経の数え方

×…月経

月　日	9月18日	19日	20日	21日	22日	23日	24日	25日	26日	27日	28日	29日
月経周期	×1	×2	×3	×4	×5	×6	7	8	9	10	11	12
月　日	30日	10月1日	2日	3日	4日	5日	6日	7日	8日	9日	10日	11日
月経周期	13	14	15	16	17	18	19	20	21	22	23	24
月　日	12日	13日	14日	15日	16日	17日	18日	19日	20日	21日	22日	23日
月経周期	25	26	27	28	29	×1	×2	×3	×4	×5	×6	7

・月経周期算出の簡便法

月経開始日	月経周期計算法　A法	B　法
11月15日	＊11月は30日ある 30 − 15 = 15日	＊15 − 14 = 1日 15日より1日早く開始
12月14日	15 + 14 = 29日	30 − 1 = 29日
1月13日	＊12月は31日ある 31 − 14 = 17日 17 + 13 = 30日	＊14 − 13 = 1日 14日より1日早いので 31 − 1 = 30日
2月16日	＊31 − 13 = 18日 18 + 16 = 34日	＊13 − 16 = − 3日 13日より3日遅れた 31 + 3 = 34日
3月16日	＊2月は28日（平年）あるので 28 − 16 = 12日 12 + 16 = 28日	＊16 − 16 = 0日 28 − 0 = 28日

2）月経随伴症状，月経前症候群（PMS）

- 月経随伴症状は本書の綴じ込んでいるアンケートに回答し，月経時どういった症状があり，生活面にどのような支障があるのかを考える。
- 月経随伴症状による日常生活への影響を少なくするための対策を考える。
- 性周期に関連する身体的症状（P），精神的症状（M），社会的症状（S）について記録し，日常生活への影響を知る。
- 月経前症候群に対しての保健行動を考える。

PMS Memory（次頁資料）：
企画・制作，月研連／社団法人日本家族計画協会リプロ・ヘルス推進事業本部

第5章 その他

〈記入例〉

(薬を使用した場合はこの行へ記入)

日付 (月/日)			
月経周期 (1～)			
経血量 (D ○ ●)			
体重 (kg)			

P 身体症状
① a3 下腹部がはる
② a1 下腹部痛
③ a2 腰痛
④ g1 疲れやすい
⑤ g2 眠くなる
⑥ e2 乳房がはる
⑦

M 精神症状
① 1 イライラ
② 2 怒りやすい
③ 10 気分が高揚
④
⑤
⑥
⑦

S 社会的症状
① b1 他人と口論
② b5 家族や友人に暴言
③
④
⑤
⑥
⑦

3) 基礎体温法

・基礎体温表（BBT メモリー）で，高温相・低温相を調べてみなさい。

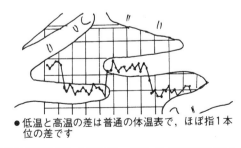

● 低温と高温の差は普通の体温表で，ほぼ指1本位の差です

〔出典：『目で見る家族計画』久保秀史，(社) 日本家族計画協会，1997, p.21〕

- 基礎体温（BBT）のいろいろな型

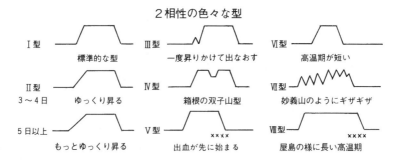

4) 頸管粘液法

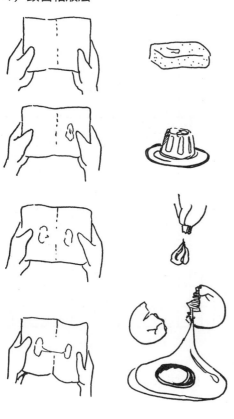

〈検査方法〉

- 午前中と午後各1回調べる。午後のものを記録する。
- トイレで排尿前に外陰部にティッシュペーパーを当て粘液がついていれば，二つにたたんでから広げてみる。
- 粘液の性質で性周期を判定する。
    ① ティッシュペーパーに全くつかないおりものはコンニャクのようにシコシコしている。
    ② ゼリー状。
    ③ クリーム状・反対側に粘りつく。
    ④ 生卵の白身のよう。広げた紙の両側の間に糸を引く。20cmも切れずに糸を引くこともある。
- 判定は，p.128の表を参考にする。

第5章 その他

【各種避妊法】

・一時的避妊法	
精子を殺す	錠剤
精子を子宮内に入れない	ペッサリー
精子を膣内に入れない	コンドーム・性交中絶法
排卵の時期を知る	基礎体温法・オギノ式・頸管粘液法
着床を阻止する	IUD
排卵を抑制する	経口避妊薬
・永久的避妊法	精管・卵管の結紮

1）基礎体温法，オギノ式

(1) 基礎体温法

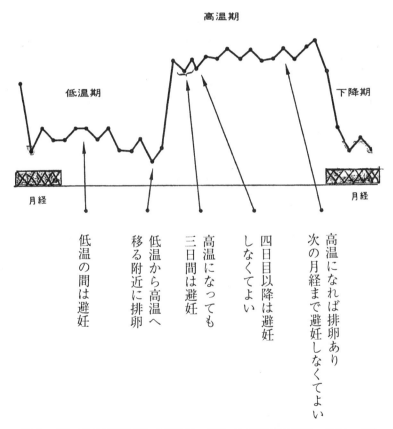

〔出典：『目で見る家族計画』久保秀史，（社）日本家族計画協会，1997，p.20〕

(2) オギノ式
- 荻野学説を応用した避妊法。

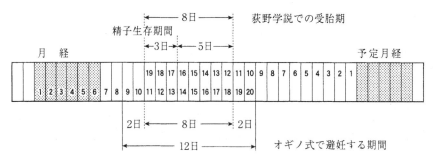

〔出典：『目で見る家族計画』久保秀史，(社)日本家族計画協会，1997, p.23〕

- 今までの月経周期から予定月経の来る日を決める。

【オギノ式の簡便計算法】
- 7か月間の月経記録から6回の月経周期を計算する。
- 月経周期と避妊する期間の末尾の数字が同じなので覚えやすい。
- オギノ式の後の余裕日が1日足りない（11日間）ので1日加えればオギノ式（12日間）になる。

簡便表（久保式）

月経周期	月経開始日から数える避妊期間	
	最短周期の避妊開始日	最長周期の避妊終了日
24	4日目から	14日目まで
25	5	15
26	6	16
㉗	⑦	17
28	8	18
29	9	19
30	10	20
31	11	21
32	12	22
㉝	13	㉓
34	14	24
35	15	25

例　最短周期　27日
　　最長周期　33日
　　月経開始7日目から
　　23日＋1日までがオ
　　ギノ式の避妊期間

〔出典：『目で見る家族計画』久保秀史，(社)日本家族計画協会，1997, p.24〕

2) コンドーム

(1) コンドーム

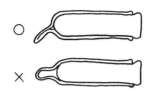

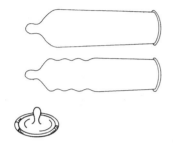

- 先端の空気をぬく。
  （コンドームについているゼリーはグリセリンで避妊薬ではないが密着性がよくなる）
- 密着させる。
  皺ができると疼痛や不快感を感じ，破れる危険性がある。
- 根元まで被せる。
  勃起してから先端にあてがい静かに根元まで被せる。
- 破れた時
  立ち上がり，精液を流し出す。
- 事後は早めに除去する。
- 後始末はちり紙にくるみ，焼却ゴミに捨てる。
- しまい場所：一度に2～3ダース位買うであろうから（光熱・ナフタリンに弱い）保管場所に注意。
- 長所：性病を防げる。早漏（新婚夫婦）の失敗を防げる。使用法が簡単。
- 短所：男性の協力が必須条件。接触感は違う。
- 失敗の原因：・初めから使用しなかったため，射精後も性交を続けたため。
  ・射精後コンドームを外して性交を続けると尿道に残った精子が入る。
  ・使用期限は約2年なので買い過ぎには注意。

3) ペッサリー

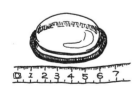

- 受胎調節実地指導員に，適切なサイズ・挿入法の指導を受ける。
- ペッサリーのサイズは，直径65mm，70mm，75mm，80mm，の4種類である。

　受胎調節実地指導員：看護職を対象に講習会受講後試験に合格すれば資格を得られる。母体保護法第15条に規定されている。

4）BBT法・触診法・頸管粘液法

	兆　　候	排　卵　前	排　卵　後	移　行　期
頸管の状態	表面の状態	非常に湿った すべすべした	乾いた ざらざらした	わずかの湿り
	深部の状態	柔らかい 弾力性の	固い	わずかに柔らかい
	頸管口の開口	開口 指先挿入可	閉口 指先挿入不可	わずかに開口
	骨盤内の位置	高い・辛うじて 触知可能	低い 容易に触知	中間
頸管粘液	量	多量	少量	中等量
	外見	透明	不透明	かすんだ・索状
	硬度	水っぽい 滑らか	粘着性 濃い	適度の粘着性
	粘ちょう度	10cm以上	1－2cm	約5cm
体温	起床時（口腔）	低温相あるいは 降下中	高温相	低温相あるいは 上昇中
	受胎可能度	＋	－	±

4．学内実習

1）目的
(1) 女性の性周期を理解する。
(2) 家族計画の意義を理解し，受胎調節の方法を学ぶ。

2）目標
(1) 月経周期の計算方法がわかる。
(2) 基礎体温の測定方法を指導できる。
(3) 荻野学説の意味と，その利用方法がわかる。
(4) 基礎体温法の意味とその正しい利用方法がわかる。
(5) 性周期に関わる自覚症状の意味がわかる。
(6) 各種避妊法がわかる。

3）必要物品
　　1年分の月経周期の記録，1年分の基礎体温記録（最低3か月は必要），筆記用具（さし・色鉛筆またはカラーマーカー），避妊用具セット（ペッサリー），試験管，シャーレ，トレイ，受胎調節指導模型，「目で見る家族計画」日本家族計画協会

4）準備
- 避妊用具はトレイに入れて，グループ数分の準備をする。
- 必要物品を確認する。

5）方法
(1) 月経周期に関する演習
　① 月経周期の算出
　　- 月経記録より，それぞれの月経周期を計算する。
　② 月経に関わる諸症状について
　　- 月経随伴症状，月経前症候群（PMS）の有無について確認する。
　③ 排卵期，受胎期の算出ができる。
　　- それぞれの月経周期から荻野学説による排卵期を算出し検討する。
　　- オギノ式法，久保式簡便表で受胎期を算出し検討する。
　④ 基礎体温記録による排卵期，受胎期の判定
　　- 基礎体温記録に，排卵日，排卵期，受胎期，不妊期を記入する。
　　- 基礎体温記録に荻野学説・オギノ式，久保式簡便表で算出した受胎期をそれぞれ色を変えて記入する。
　　- その結果を比較検討する。

(2) 避妊法に関する演習

① 錠剤
- 試験管に5mlの湯を取り，錠剤を入れて溶けるまでの時間を計る。
- 受胎調節模型で錠剤の挿入を行う。
② コンドーム
- ペニス模型を使ってコンドームのつけ方・着脱を行う。
③ ペッサリー
- ペッサリーの挿入法・出し方を受胎調節模型を使って行う。
- 使用後の手入れ，保管方法の確認を行う。

5．学習課題

1) ピル，IUD，不妊手術の適応や方法についての復習をする。
2) STDについての学習をする。
3) 不妊症の検査・治療についての学習をする。
4) 自分の基礎体温記録と月経記録について検証してみよう。

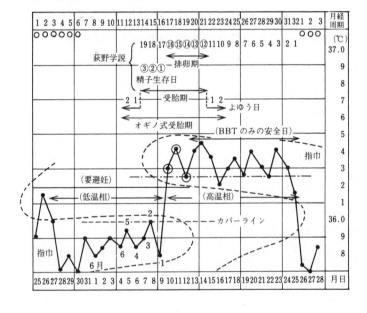

Ⅲ 妊娠期に活かすツボ療法

1. 目　的
　東洋医学で用いられている経絡や経穴（ツボ）の考え方を理解し，女性の健康の維持向上や疾病予防に応用できる。

2. 目　標
　1）東洋医学が女性の健康づくりに役立つ方法であることがわかる。
　2）経絡や経穴の基礎的知識がわかる。
　3）経穴の知識を応用しマッサージや指圧を用いて，女性の心身のケアができる。

3. 東洋医学の基本的な考え方
1）「気」「血」「水」の3要素で維持される生体

　東洋医学では，生体は気，血，水の3要素が体内を循環することによって維持されると考えられている。「気」とは，元気の気，気力の気と言われるように，目に見えない生命エネルギーで，生体における精神活動，機能活動を「気」と名付けている。「血」は赤い液体で心身の栄養物質であり，身体を潤わせる作用もある。「水」は無色の液体で身体に必要な水分である。「血」と「水」は「気」の働きを担って身体内を循環している。

2）経絡と経穴（ツボ）

　気や血のめぐっているルートを経絡と言う。経絡は全身をくまなくめぐっていて，それぞれが臓腑（五臓：肝・心・脾・肺・腎，六腑：胆・小腸・三焦・胃・大腸・膀胱）と関わり，経絡同士は全身をめぐりながら一連のつながりを持ち，影響

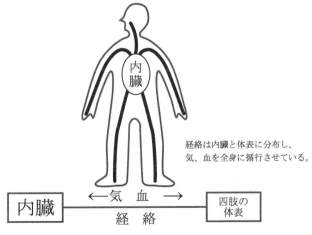

図1　経絡
［出典：山田光胤，代田文彦（作図　メイツY）『図説　東洋医学（基礎編）』学研，1993, p.84］

を及ぼしている。経絡は内部では臓腑に属し，外部では体表に分布している。すなわち，経絡は臓腑の病変を体表に伝え，体表の治療を臓腑に伝える働きがある（図1）。

経穴は経絡走行中の空所の意味である。経絡は単一同形のままではなく，太く，あるいは細く，また凹凸したりして走行している。この経絡上の特定のある部分（反応点）が経穴で俗にツボと呼ばれている（図2）。

3）十二原穴

経穴のうち，十二経脈上にある重要な穴を十二原穴といい，内臓の病変はこの原穴に異常となって現れる。十二経脈の原穴はすべて四肢の腕関節，足関節の付近にあり，その名称と流れは図3のとおりである。

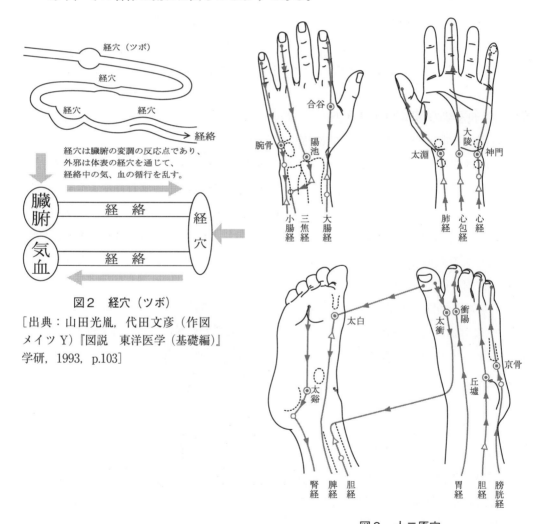

図2　経穴（ツボ）

［出典：山田光胤，代田文彦（作図　メイツ Y）『図説　東洋医学（基礎編）』学研，1993, p.103］

図3　十二原穴

［出典：山田光胤，代田文彦（作図　メイツ Y）『図説　東洋医学（基礎編）』学研，1993, p.111］

4）妊娠から産後に関わる臓腑の働き

妊産婦にとっては特に肝・脾・腎の臓の働きが重要である。

肝は思惟活動の中心であり，肝の働きが衰弱すると，ぼんやりとして無気力になることが多い。また，肝は血を貯え，体の血量を調節する働きがある。肝血が不足すると，その症状は爪に現れ，爪は柔らかく薄くなり，色が淡泊となってつやがなくなる。同時に肝は筋とその運動のすべてを統括し，筋骨の痛み，筋のひきつれなどを起こす。慢性のかすみ目，めまい，乾燥，とり目（夜盲症）など目の異常も肝の働きと関係がある。

脾はエネルギーである気と栄養物質の血を生み出す働きや血液の調整も行っている。脾の機能が低下すると，食欲不振，腹部のもたれ，便秘や下痢，浮腫などが現れる。また，出血傾向が現れ，女性では月経過多，子宮出血などが起こるので，妊娠・分娩には無くてはならない重要な働きをする。

腎は人体の生命活動を維持する栄養物質である精を貯え，ねばり強さや根気を生み出す働きがある。また，成長発達・生殖機能と深く関わっており，子宮が順調に働くようにしている。この脾・肝・腎の臓器の働きが順調に行われていれば，妊娠経過は順調に進行する。この三つの臓の経絡が交わったところが"三陰交"というツボであり，安産のツボと呼ばれている。

5）母性看護に活かす経穴（ツボ）療法
 (1) 経穴（ツボ）の取り方

経穴の位置を正確に見つけることを'ツボをとる'と言う。ツボの位置は骨の出っ張りや筋の割れ目，関節のしわなどを基準に示され，そこから何寸と数える。1寸は親指1本の幅を指す。ツボの位置は個人差も大きいので，およその目安を覚えて，その周辺を丹念に探り，凹凸，しこり，圧痛などを見つけるようにする。ツボを見つけたら，ツボにゆっくり圧をかけ，指先で左右上下に動かしたりして，心地よい強さや方法を選んで指圧やマッサージを行う。

 (2) よく使用される経穴
  ① 三陰交（さんいんこう）

足の内くるぶしから上へ指4本上がった所の骨縁にあり，指で押すと圧痛がある。肝・脾・腎の3つの経絡が交わっており，昔は女三里と呼ばれていた。俗に'安産のツボ''女性のツボ'とも呼ばれ女性の健康にとっての名穴である。婦人科疾患，胃腸疾患に広く応用されている。

  ② 足三里（あしさんり）

膝を立てて，足のすねの骨を親指で下からすりあげて行き，止まる所からそ

の外側，水平に指1～2本の凹凸部。圧すると足首に向かってひびきがある。
　　胃腸の働きを改善し，太りすぎ，やせすぎにも使えるツボで，慢性病一切に効果がある。
③　至陰（しいん）
　　足の小指の付け根の外側一部の所。骨盤位の矯正に使用される。
④　大衝（たいしょう）
　　足の親指と人差し指の間の骨を足首に向けて押し上げていって止まる所。肝経のツボであり，腹部，泌尿，生殖関係に作用する。
⑤　合谷（ごうこく）
　　手の甲で親指と人差し指の骨の合わさった三角形の頂点から，少し人差し指の側へ寄った所。便秘や目の疾患，歯痛などに効く。
⑥　風池（ふうち）
　　盆の窪（ぼんのくぼ：うなじの中央のくぼみ）から首の乳様突起に向かって引いた線の耳より3分の1の所。頭痛，肩こり，風邪など応用範囲の広い経穴。
⑦　百会（ひゃくえ）
　　左右の耳を結んだ線と正中線の交わる，頭のてっぺんの所。頭の中心に向けて強く押す。集中力を高め，頭痛を直す。気虚，水滞のある人は百会がブヨブヨしている。
⑧　志室（ししつ）
　　背部の第2・第3腰椎棘突起の間から水平に外側へ指4本の所にある。腰に向かって強く押すと腰の奥まで響く。腰痛には欠かせないツボで，腎の気を強くする。

主な引用・参考文献

- 基礎看護技術第3版　氏家幸子　医学書院　1992
- 看護技術学習書　吉田時子　日本看護協会出版会　1989
- 母子保健ノート2　青木康子他　日本看護協会出版会　1988
- 妊産婦保健管理　松本清一　文光堂　1973
- 産科理学療法　松本清一　文光堂　1974
- 新版看護学全書35　母性看護学2　小林拓郎　メヂカルフレンド社　1993
- 系統看護学講座　専門18　母性看護学2　松本清一他　医学書院　1993
- 助産学大系5　助産技術学　平澤美恵子他　日本看護協会出版会　1991
- 看護学生のための図解＝臨床実習のすべて4　母性看護　若林敏子　メヂカルフレンド社　1993
- 看護学生のための図解＝臨床実習のすべて5　小児看護　小野ツルコ　メヂカルフレンド社　1993
- マンスリービクス　松本清一　一般社団法人日本家族計画協会　1992
- 自然な受胎調節法　A．ジンマーマン　家族生活推進協会　1977
- 周産期の看護3　乳房管理と母乳育児指導　メディカ出版　1985
- 目で見る家族計画　久保秀史　一般社団法人日本家族計画協会　1997
- 受胎調節指導用テキスト　社団法人日本家族計画連盟　一般社団法人日本家族計画協会　2000
- 乳房自己管理の実際　藤森和子　メディカ出版　1987
- 乳房管理学　七版　根津八紘　諏訪メディカルサービス　1989
- 最新産科学−正常編−　真柄正直　文光堂　1989
- 図説産婦人科外来診療指針　室岡一　金原出版　1977
- 現代産婦人科大系産科管理・助産・看護　小林隆　中山書店　1973
- 臨床看護便覧　婦人科・産科　松村はる　メヂカルフレンド社　1986
- 幼児教育法小児保健実習　白野幸子他　三晃書房　1990
- 目で見る乳幼児保健　吐山ムツコ　西日本法規出版　1996
- 図説　NFP　新リズム法指針　尾島信夫　鳳鳴堂書店　1978
- 看護診断のケースアプローチ2．乳頭・乳輪の異常　松原まなみ　Perinatal Care Vol.11, No.12　メディカ出版　1992
- もっと自由に母乳育児　山西みな子　農山漁村文化協会　1995
- 実践ラマーズ教室　竹村喬企画　林弘平編　Perinatal Care '92. 新春増刊　メディカ出版　1992
- カラー写真で学ぶ周産期の母性看護技術　櫛引美代子　医歯薬出版　1998
- アクティブ・バース　ジャネット・バラスカス著　根岸悦子／佐藤由美子／きくちさかえ訳　現代書館　1988
- 研修ノートNo.68 分娩管理−よりよいお産のために　公益社団法人日本産婦人科医会　2003
- 妊娠中からの母乳育児への準備とケア　山西みな子　Perinatal Care　vol.21　No.4　2002
- 最新産科学　正常編　改訂21版　荒木勤　東京文光堂本郷　2002
- 山田光胤，代田文彦著：図説東洋医学（基礎編），学研，1993

- 自然育児相談所：からだにやさしい本－新・家庭療法全科，自然育児相談所，1992
- JJN スペシャル N036，絵で見る和漢診療学，医学書院，1993
- 助産業務ガイドライン 2014，公益社団法人日本助産師会，2014
- 産婦人科診療ガイドライン－産科編 2017，公益社団法人日本産科婦人科学会・公益社団法人日本産婦人科医会編・監修，2017
- 助産学講座 7　助産診断・技術学Ⅱ，医学書院，2012

執筆者紹介

【著 者】

大井 伸子（岡山大学大学院保健学研究科）
　　　　第1章Ⅰ・Ⅱ・Ⅲ
　　　　第2章Ⅱ
　　　　第3章Ⅱ
　　　　第4章Ⅱ・Ⅲ
　　　　第5章Ⅰ・Ⅱ

江幡 芳枝（日本保健医療大学看護学科）
　　　　第2章Ⅰ
　　　　第3章Ⅰ
　　　　第5章Ⅲ

小原 ルリ子（前川崎医療福祉大学）
　　　　第1章Ⅰ・Ⅳ
　　　　第2章Ⅲ・Ⅳ
　　　　第4章Ⅰ
　　　　第5章Ⅱ

【イラスト】

篠原 理恵（岡山大学医療技術短期大学部看護学科5期生）

JCOPY 〈(社)出版者著作権管理機構 委託出版物〉

本書の無断複写(電子化を含む)は著作権法上での例外を除き禁じられています。本書をコピーされる場合は、そのつど事前に(社)出版者著作権管理機構(電話 03-3513-6969、FAX 03-3513-6979、e-mail: info@jcopy.or.jp)の許諾を得てください。

また本書を代行業者等の第三者に依頼してスキャンやデジタル化することは、たとえ個人や家庭内での利用であっても著作権法上認められておりません。

実践力を養う
母性看護技術

2018年6月25日　初版第1刷発行

著　者　大井伸子・江幡芳枝・小原ルリ子

発　行　ふくろう出版
　　　〒700-0035　岡山市北区高柳西町1-23
　　　　　　　　友野印刷ビル
　　　TEL：086-255-2181
　　　FAX：086-255-6324
　　　http://www.296.jp
　　　e-mail：info@296.jp
　　　振替　01310-8-95147

印刷・製本　友野印刷株式会社
ISBN978-4-86186-719-4 C3047
Ⓒ Nobuko Ohi, Yoshie Ebata, Ruriko Ohara 2018

定価はカバーに表示してあります。乱丁・落丁はお取り替えいたします。